W0262012

Ergebnisse der Anatomie und Entwicklungsgeschichte
Advances in Anatomy, Embryology and Cell Biology
Revues d'anatomie et de morphologie expérimentale

Springer-Verlag Berlin Heidelberg New York

This journal publishes reviews and critical articles covering the entire field of normal anatomy (cytology, histology, cyto- and histochemistry, electron microscopy, macroscopy, experimental morphology and embryology and comparative anatomy). Papers dealing with anthropology and clinical morphology will also be accepted with the aim of encouraging co-operation between anatomy and related disciplines.

Papers, which may be in English, French or German, are normally commissioned, but original papers and communications may be submitted and will be considered so long as they deal with a subject comprehensively and meet the requirements of the Ergebnisse.

For speed of publication and breadth of distribution, this journal appears in single issues which can be purchased separately; 6 issues constitute one volume.

It is a fundamental condition that manuscripts submitted should not have been published elsewhere, in this or any other country, and the author must undertake not to publish elsewhere at a later date.

25 copies of each paper are supplied free of charge.

Les résultats publient des sommaires et des articles critiques concernant l'ensemble du domaine de l'anatomie normale (cytologie, histologie, cyto et histochimie, microscopie électronique, macroscopie, morphologie expérimentale, embryologie et anatomie comparée. Seront publiés en outre les articles traitant de l'anthropologie et de la morphologie clinique, en vue d'encourager la collaboration entre l'anatomie et les disciplines voisines.

Seront publiés en priorité les articles expressément demandés nous tiendrons toutefois compte des articles qui nous seront envoyés dans la mesure où ils traitent d'un sujet dans son ensemble et correspondent aux standards des «Résultats». Les publications seront faites en langues anglaise, allemande et française.

Dans l'intérêt d'une publication rapide et d'une large diffusion les travaux publiés paraitront dans des cahiers individuels, diffusés séparément: 6 cahiers forment un volume.

En principe, seuls les manuscrits qui n'ont encore été publiés ni dans le pays d'origine ni à l'étranger peuvent nous être soumis. L'auteur d'engage en outre à ne pas les publier ailleurs ultérieurement.

Les auteurs recevront 25 exemplaires gratuits de leur publication.

Die Ergebnisse dienen der Veröffentlichung zusammenfassender und kritischer Artikel aus dem Gesamtgebiet der normalen Anatomie (Cytologie, Histologie, Cyto- und Histochemie, Elektronenmikroskopie, Makroskopie, experimentelle Morphologie und Embryologie und vergleichende Anatomie). Aufgenommen werden ferner Arbeiten anthropologischen und morphologisch-klinischen Inhaltes, mit dem Ziel die Zusammenarbeit zwischen Anatomie und Nachbardisziplinen zu fördern.

Zur Veröffentlichung gelangen in erster Linie angeforderte Manuskripte, jedoch werden auch eingesandte Arbeiten und Originalmitteilungen berücksichtigt, sofern sie ein Gebiet umfassend abhandeln und den Anforderungen der „Ergebnisse" genügen. Die Veröffentlichungen erfolgen in englischer, deutscher oder französischer Sprache.

Die Arbeiten erscheinen im Interesse einer raschen Veröffentlichung und einer weiten Verbreitung als einzeln berechnete Hefte; je 6 Hefte bilden einen Band.

Grundsätzlich dürfen nur Manuskripte eingesandt werden, die vorher weder im Inland noch im Ausland veröffentlicht worden sind. Der Autor verpflichtet sich, sie auch nachträglich nicht an anderen Stellen zu publizieren.

Die Mitarbeiter erhalten von ihren Arbeiten zusammen 25 Freiexemplare.

Manuscripts should be addressed to/Envoyer les manuscrits à/Manuskripte sind zu senden an:

Prof. Dr. A. Brodal, Universitetet i Oslo, Anatomisk Institutt, Karl Johans Gate 47 (Domus Media), Oslo 1/Norwegen

Prof. W. Hild, Department of Anatomy, The University of Texas Medical Branch, Galveston, Texas 77550 (USA)

Prof. Dr. R. Ortmann, Anatomisches Institut der Universität, D-5000 Köln-Lindenthal, Lindenburg

Prof. Dr. T. H. Schiebler, Anatomisches Institut der Universität, Koellikerstraße 6, D-8700 Würzburg

Prof. Dr. G. Töndury, Direktion der Anatomie, Gloriastraße 19, CH-8006 Zürich

Prof. Dr. E. Wolff, Collège de France, Laboratoire d'Embryologie Expérimentale, 49 bis Avenue de la belle Gabrielle, Nogent-sur-Marne 49/France

Ergebnisse der Anatomie und Entwicklungsgeschichte
Advances in Anatomy, Embryology and Cell Biology
Revues d'anatomie et de morphologie expérimentale

46 · 3

Editores

A. Brodal, Oslo · W. Hild, Galveston · R. Ortmann, Köln
T. H. Schiebler, Würzburg · G. Töndury, Zürich · E. Wolff, Paris

Klaus-D. Budras

Das Epoophoron der Henne und die Transformation seiner Epithelzellen in Interrenal- und Interstitialzellen

Mit 29 Abbildungen

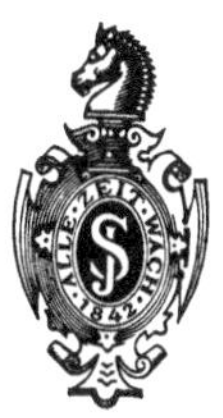

Springer-Verlag Berlin Heidelberg GmbH

Prof. Dr. Klaus-D. Budras
Institut für Veterinäranatomie der Freien Universität Berlin
1 Berlin 33, Koserstraße 20

Die Abhandlung hat dem Fachbereich 8 (Veterinärmedizin) der Freien Universität Berlin 1971 als Habilitationsschrift vorgelegen.
Herrn Professor Dr. F. Preuß, Direktor des Instituts für Veterinäranatomie der Freien Universität Berlin, danke ich für Anregungen und Kritik beim Abfassen der Arbeit.

ISBN 978-3-540-05978-3   ISBN 978-3-662-01073-0 (eBook)
DOI 10.1007/978-3-662-01073-0

Inhalt

I. Einleitung

Über das Epoophoron der Vögel einschließlich des Huhnes liegen nur lücken-
hafte Literaturangaben vor (s. u.). Spezielle Kenntnisse über Bau, Bedeutung,
Reichweite und altersabhängige Struktur sowie Lageveränderungen der Epoophorontubuli fehlen. Durch die eigenen lichtoptischen Untersuchungen sollten
die topographischen Beziehungen der Epoophorontubuli besonders zu Ovar und
Nebenniere abgehandelt werden. Die dabei gewonnenen Befunde über eine postembryonale Umwandlung der Wandepithelzellen der Epoophorontubuli in
steroidproduzierende Zellen des Eierstocks und der Nebennierenrinde werden
durch elektronenoptische Untersuchungen abgeklärt werden. Eine solche Umwandlung ist beim Vogel bisher nicht beschrieben worden. Sie ist nur von einigen
Autoren um die Jahrhundertwende für Mensch und Säugetier behauptet worden,
und zwar von Aichel (1900) und Pick (1901) als embryonales Geschehen für die
Nebenniere und von Harz (1883) und Chiarugi (1885) als embryonales und post-
embryonales Geschehen für den Eierstock.

II. Literatur

Das Epoophoron geht bei Mensch und Wirbeltieren postembryonal aus der
Epigenitalis des Mesonephros hervor.

Beim *Menschen* entstehen Epoophoron und Paroophoron aus dem lumbalen,
nicht degenerierenden Sechstel der Urniere (Starck, 1965). Sein Epoophoron
besteht aus 10—14 Tubuli transversales, die in den Ductus longitudinalis (Gartner-
scher Gang) einmünden (Horstmann/Stegner, 1966). Das Epithel der Tubuli
transversales wurde von Mathis (1932) für Drüsenepithel gehalten, das wie die
Zellen des Nebenhodenganges (Heidenhain/Werner, 1924) sezernieren soll. Den
basalen Zellabschnitt nennt Mathis „Präparanten" und den apikalen „Sezer-
nenten". Letzterer gibt fädige Sekret-Strukturen ab, die mit Kinocilien ver-
wechselbar seien. Flimmerzellen als regelmäßiger Bestandteil des Epoophoron-
epithels wurden aber von Wichmann (1917), Schröder (1930), Schaffer (1933),
Gardner/Green/Peckham (1948), Beltermann (1965) und Horstmann/Stegner
(1966) nachgewiesen. Ihre Zahl nimmt in der Pubertät zuungunsten der cilien-
freien Zellen zu (Wichmann, 1917). Auch andere cyclusabhängige und altersabhängige Veränderungen wurden am Epoophoronepithel von Wichmann beschrieben, die sich in der Menstruationsphase als Volumenzunahme der Zellen
mit Zeichen einer mäßig starken Sekretion und nach der Menopause als Epithel-
zellatrophie äußern. Vorkommende cystische Erweiterungen der querverlaufenden
Epoophoronkanälchen werden als „Parovarialcysten" oder „Hydatiden" beschrieben (Meyer, 1907; Horstmann/Stegner, 1966). Eine von Sick (1903) beobachtete Cyste in der Nebennierenkapsel mit Flimmerepithelauskleidung deutet
Bachmann (1954) als die Folge einer Materialversprengung aus dem urogenitalen
Bereich, also möglicherweise als Epoophoroncyste.

Elektronenoptische Untersuchungen von Beltermann (1965) gaben keine
Hinweise auf eine sekretorische Tätigkeit der Epoophoronzellen, die nur spärliche

Ribosomen und Ergastoplasmalamellen sowie einen kleinen Golgi-Apparat und innenstrukturarme Mitochondrien aufweisen. Abgestoßene Epithelzellen im Lumen wiesen nur auf physiologische Degenerations- und Regenerationsvorgänge hin.

Neben diesen Angaben vornehmlich über den Zellstatus des Epoophoron des Menschen interessieren hier besonders Aussagen über seine Beziehungen zur Nebennierenrinde. Letztere entstammt nach langjähriger und heute noch gültiger Lehrbuchmeinung (Janŏsik, 1883; Bachmann, 1954; Starck, 1965; Ferner, 1969) aus dem Cölomepithel. Dem steht seit Aichel (1900) die Aussage entgegen, daß die Nebennierenrinde von den Trichtern (Glomerulabläschen) des Mesonephros abstammt. Nach Witschi (1951, 1956) geht sie aus dem mesonephrogenen Blasten hervor. Von größtem Interesse sind in diesem Zusammenhang Äußerungen, die die Genese der akzessorischen Nebennierenrindenknötchen betreffen. Diese Knötchen, die beim Menschen häufig im Lig. latum uteri, Lig. suspensorium ovarii (Aichel, 1900; Meyer, 1901; Krause, 1969) resp. Samenstrang und Nebenhoden (Weiler, 1885; Esau, 1924; Tillier et al., 1925; Gruenwald, 1946) vorkommen, entstehen nach Aichel (1900) aus den mesonephrogenen Epoophoron-Querkanälchen. Pick (1901, 1926) teilt diese Ansicht unter Hinweis auf die syntopischen Beziehungen zwischen diesen akzessorischen Nebennierenrindenknötchen und erhalten gebliebenen Urnierenresten. Meyer (1901, 1903) dagegen, der die gleiche Syntopie beobachtete, hält diese Entstehung für nicht erwiesen, da Aichel nichts anführen könne, was eine Metamorphose der Epoophoronkanälchen in Nebennierenrindensubstanz rechtfertige. Somit blieb die andere Erklärung der Entstehung dieser Knötchen als Abgliederungen von der Nebenniere erhalten, wobei die in die Nebennierenrindenanlage eindringenden Sympathicoblasten für die Absplitterung der Knötchen verantwortlich gemacht werden (Inaba, 1891; Aschoff, 1898, 1903; Bertram, 1903; Poll, 1906; Bachmann, 1954).

Bei den *Säugetieren* werden cyclische Veränderungen des Epoophoron bei der Katze (Wallart, 1936), bei Hemicentetes (Landau, 1938), bei Centetines (Feremutsch, 1948; Feremutsch/Strauss, 1949) und bei Mesocricetus auratus (Strauss/ Bracher, 1954; Bracher, 1957) beschrieben. Bei letztgenannter Species äußern sie sich durch ein Sekretionsmaximum im Postoestrum, dem Abbau und Ruhestadium folgen. Bei Hemicentetes tritt während der Präimplantationsphase eine gesteigerte sekretorische Tätigkeit der Epoophoronepithelzellen auf. Beim Kaninchen besitzt das Epoophoron nach Bucura (1907) eine bedeutsame Funktion für die Fertilisation, da nach seiner Entfernung die erhalten gebliebenen Ovarien steril werden. Von besonderem Interesse sind Befunde, die einen Zusammenhang zwischen dem Epoophoron und den Zwischenzellen des Eierstocks herstellen. Nach Brambell (1960) können die zahlreichen Aussagen über die Genese dieser Zwischenzellen zwei Gruppen zugeordnet werden, deren eine die Herkunft aus Bindegewebszellen betrifft und heute die meisten Anhänger hat. Die andere tritt für die Herkunft aus Epithelzellen ein, wobei alle der nicht wenigen Epithelzellen vom Keimepithel über Granulosaepithelzellen bis zum Markstrangepithel und deren Derivate genannt werden. Von Chiarugi (1885) für den Hasen bestätigt, weist zuvor nur Harz (1883) bei mehreren Säugetieren nach, daß die Zwischenzellen aus Epoophoronepithelien hervorgehen und nicht zu Granulosazellen oder Luteinzellen werden, wie andere Autoren damals behaupteten. Diesem seither weder bestätigten noch bestittenen Befund gegenüber müssen die anderslautenden Befunde anderer Autoren als mögliche weitere Provenienzen der Zwischenzellen angesehen werden.

Beim *Huhn* wurde die Entwicklung und Degeneration der Urniere von mehreren Autoren untersucht (Bornhaupt, 1867; Waldeyer, 1870; Balfour, 1876: Gasser, 1878; Balfour/Sedgwick, 1879; Sedgwick, 1880, 1881; Forster/Balfour, 1883; v. Mihalkovics, 1885; Felix, 1890; Oppel, 1891; Keibel, 1900; Mitrophanow, 1902; Felix, 1906, 1911; Lillie, 1927; Moog, 1944; Davies, 1950; Stampfli, 1950; Gruenwald, 1952; Wendler, 1965). Spezielle Untersuchungen über die Umformung der Epigenitalis zum Epoophoron liegen von Firket (1920), Brode (1928), Stampfli (1950), Witschi (1956) und Romanoff (1962) vor. Brode (1928), Witschi (1956) und Romanoff (1962) beschreiben am rechten Epoophoron 16 Tubuli transversales mit deutlichem Lumen, dessen Epithel Cilien trägt und bei geschlechtsreifen Hennen Degenerationserscheinungen aufweist. Stampfli (1950) untersucht auch das linke Epoophoron und beschreibt es als kleinen Fleck zwischen Nebenniere und Ovar, und zwar an der Wand der V. cava caud., wie Romanoff (1962) hinzufügt. Es soll keine Verbindung zum linken Ovar haben und wie bei anderen von ihm untersuchten Vögeln in der geschlechtlichen Ruhezeit kein Lumen besitzen. Im histologischen Aufbau stimmt es mit den Vasa efferentia und dem Ductus epididymis überein, die beim jungen Hahn während der geschlechtlichen Ruhephase ebenfalls lumenlos sind. Hamilton (1952) und Witschi (1956) betonen die postembryonale Bedeutungslosigkeit des Epoophoron beim Huhn. Seine tumoröse Entartung wird allein von Boring/Pearl (1918) erkannt, die die hohlen Epithelschläuche in der allgemein als Eierstockstumor bekannten (Tichomiroff, 1887; Brandt, 1889; Shattock/Seligmann, 1906; Pearl/Curtis, 1909; Boring/Pearl, 1918; Crew, 1923; Kästner, 1959) und mit Virilisierung einhergehenden Veränderung als Überbleibsel der Urniere ansprechen.

III. Material und Technik[1]

Zur histologischen Untersuchung wurden die linken Nebennieren und Ovarien von 37 Hennen resp. Hennenküken (Gallus domesticus) mit benachbartem Cranialteil der Niere und bedeckendem Luftsack entnommen, in toto in Formalin, Bouinscher Lösung oder Susa fixiert, in Paraffin eingebettet und mit Trichrom, HE, Azan oder nach van Gieson gefärbt. Dabei handelte es sich um 3mal 2 Küken von 1 resp. 2 resp. 3 Tagen, 2 Küken von 14 Tagen, 3 Küken von 3 Wochen, 3 Küken von 4 Wochen, 3mal 3 Junghennen von 9 resp. 12 resp. 18 Wochen, 4 sechs Monate alte Legehennen, 3 einjährige Hennen im Mauserstadium und 4 etwa gleich alte Glucken, von denen 2 vier Tage brütig und 2 einundzwanzig Tage brütig waren. Von den 4 Legehennen wurde auch die rechte Nebenniere mit anliegendem Ovar entnommen. Von allen Präparaten wurden Serienschnitte angefertigt.

Von weiteren 38 Tieren mit einem Alter von 1 Tag bis 2 Jahren wurden Gefrierschnitte der linken Nebenniere und des linken Ovars ausgewertet, die im Zusammenhang mit noch nicht veröffentlichten Untersuchungen über die Funktion der Nebennierenrindenzellen und der interstitiellen Zellen des Ovars angefertigt worden waren. 18 andere 12—20 Wochen alte Hennen wurden mit gonadotropem Hormon (HCG und PMS der Firma Schering) behandelt, und zwar wurde 6 Junghennen an 7 hintereinanderfolgenden Tagen eine tägliche Injektion von 30 IE HCG und 6 weiteren 30 IE HCG und 100 IE PMS intramuskulär verabreicht. Den restlichen 6 Tieren wurde vor der Gonadotropinbehandlung die Bursa fabricii entnommen, da sich nach meinen Beobachtungen bei bursektomierten Tieren eine erheblich

1 Frau Heidemarie Müller danke ich für die gewissenhafte Durchführung der technischen Arbeiten.

höhere Hormonwirkung einstellt, was sich schon makroskopisch neben den Kammveränderungen durch die enorme Vergrößerung der Eileiter und durch eine vielfache Vergrößerung der Eifollikel zeigt[2] (Budras, unveröff.). Unbehandelte Tiere gleichen Alters wurden zur Kontrolluntersuchung herangezogen.

Die Gefrierschnitte wurden nach Romeis (1968) mit Sudan III (§ 1048) oder Sudanschwarz B (§ 1055) gefärbt, oder es wurde an ihnen der Phosphatidnachweis (§ 1079) und der Cholesterinnachweis nach A. Schultze (§ 1077) durchgeführt sowie nach Zenker-Fixierung die Feulgen-Reaktion (§ 1124) vorgenommen. Außerdem wurden Schnitte aus der histologischen Sammlung des Instituts ausgewertet, die von alten Glucken (bis 4 Jahre) stammten.

An 2 unbehandelten 19wöchigen Junghennen und an 2 gleichaltrigen Tieren, die vorher 10 Tage lang mit gonadotropem Hormon behandelt worden waren, wurde der 3-β-ol-Steroiddehydrogenasenachweis nach Wattenberg (1958) durchgeführt[3].

Zur elektronenoptischen Untersuchung wurden Präparate von Ovar und Nebennierenkapsel mit darunterliegendem Parenchym von den genannten 38 Hennen herangezogen. Außerdem wurden den 18 mit gonadotropem Hormon behandelten Tieren Präparate für die elektronenoptische Untersuchung entnommen. Zur Fixierung wurde Karnovskysche Fixierungsflüssigkeit (Karnovsky, 1965) über die A. femoralis perfundiert. Aus Nebenniere und Ovar wurden millimeterdicke Scheiben herausgeschnitten und in der gleichen Flüssigkeit 4 Std lang fixiert. Der Rest von Nebenniere und Ovar wurde histologisch verwertet. Aus den Scheiben wurden je 5 Gewebestücke von der Nebennierenkapsel und vom Eierstocksmark herausgeschnitten, 10 min in 0,10 M Phosphatpuffer oder Cakodylatpuffer bei pH 7,4 gespült und anschließend 2 Std in 1%iger Osmiumsäure nachfixiert. Danach erfolgte die Entwässerung in einer aufsteigenden Acetonreihe. Eingebettet wurde in Mikropal. Semidünnschnitte von 1 μm Dicke und Ultradünnschnitte wurden mit dem Reichertschen Ultramikrotom hergestellt. Zur lichtmikroskopischen Kontrolle färbten wir die Semidünnschnitte mit einer 1%igen wäßrigen Giemsalösung mit Boraxzusatz bei 60°C oder mit Methylenblau. Die Ultradünnschnitte wurden mit Uranylacetat und Bleicitrat nachkontrastiert (Reynolds. 1963). Die Aufnahmen wurden mit dem Siemens-Elmiskop I a hergestellt.

IV. Befunde

A. Zur Makroskopie und Phylogenie

Beide Nebennieren liegen als orangegelbe, braungelbe oder graugelbe Organe in Höhe des Proximalendes der letzten Rippe dem Cranialdrittel der gleichseitigen Niere medial an. Sie liegen beiderseits der Aorta am Abgang der Vv. iliacae extt. aus der V. cava caud. Die eiförmige linke Nebenniere wird ventral teilweise vom Luftsack und je nach funktionsabhängiger Größe des allein ausgebildeten linken Ovars mehr oder weniger von diesem bedeckt. Die pyramidenförmige rechte Nebenniere wird ventral vom Luftsack und beim erwachsenen Huhn auch etwas vom Ovar bedeckt.

Phylogenetisch nimmt die Nebenniere des Vogels eine Zwischenstellung zwischen der Ausbildung bei den Fischen und der bei den Säugetieren ein. Bei den Fischen liegen Interrenalorgan und Adrenalorgan voneinander entfernt, bei den Säugetieren wird das Adrenalorgan als Nebennierenmark vom Interrenalorgan als Nebennierenrinde umgeben. Beim Vogel durchmischen sich Anteile des Inter- und Adrenalorgans, wobei die chromaffinen Adrenalorgananteile

---

2 Der hemmende Einfluß der Bursa fabricii des Huhnes auf die von Säugetieren oder Menschen stammenden gonadotropen Hormone dürfte auf eine Antigen-Antikörperreaktion zurückzuführen sein, da das Gewicht der Bursa fabricii nach Gonadotropinbehandlung um das Zwei- bis Dreifache zunimmt.
3 Für die Hilfe bei der technischen Durchführung dieses Nachweises danke ich Frau Dr. Mehring von der Firma Schering.

eine unzusammenhängende äußere Schicht bilden. Beim Huhn liegt bezüglich des Verhältnisses zwischen Inter- und Adrenalanteilen ein quantitativer Geschlechtsdimorphismus vor, indem die Nebenniere der Henne zu $^2/_3$ aus Interrenalanteilen, die des Hahnes jedoch zu $^2/_3$ aus Adrenalanteilen besteht (Latimer/ Landwer, 1925; Sauer/Latimer, 1931). Nach Kar (1947a) ändert sich dieses Verhältnis bei der Henne mit zunehmendem Alter zugunsten des Adrenalanteils, so daß der Sexualdimorphismus diesbezüglich undeutlicher wird.

B. Lichtmikroskopische Befunde

Nachstehender Beschreibung sei vorangestellt, daß die dort zum Ausdruck kommende Sicherheit der cytologischen Deutung auf den elektronenoptischen Befunden beruht und auch erst nach Überblicken des gesamten lichtmikroskopisch durchgearbeiteten Materials möglich war.

Vom Eintagsküken ausgehend, finden sich auf Serienschnitten durch das allein entwickelte linke Ovar und durch die angrenzende linke Nebenniere zwischen dem Cranialpol beider Organe nahe der V. cava caud. Reste der linken Urniere. Mit Ausnahme von degenerierenden Glomerula, die nur bis zum Alter von ca. 4 Wochen nach dem Schlüpfen nachweisbar sind, handelt es sich um zahlreiche querverlaufende und solid erscheinende Tubuli von 20—40 µm Durchmesser, die das Epoophoron darstellen. Medial reichen die Tubuli bei weitem nicht bis an die Kapsel der linken Nebenniere heran. Lateral reichen sie gerade bis an den Hilus des Ovars, in dessen Mark sich zahlreiche Interstitialzellen finden. Die Tubuli sind von einem einschichtigen Cylinderepithel von ca. 8 µm Höhe ausgekleidet, deren großer, ovaler Kern basal sitzt. Einige Zellen tragen Cilien. Gelegentlich sind Tubuli anzutreffen, bei denen wenige aneinanderliegende oder alle Wandzellen starke Degenerationserscheinungen zeigen (Kernpyknose, fettige Degeneration, Ablösung von der Basalmembran).

Im Alter von 3—4 Wochen (Abb. 1) haben die Degenerationserscheinungen deutlich abgenommen. Bei gleichem Durchmesser und gleichen Wandepithelien ist nun ein deutliches Lumen erkennbar, das nur stellenweise noch Zelltrümmer enthält, daneben aber meistens mit einem fibrinoiden Material angefüllt ist. Letzteres fehlt allerdings bei Osmiumsäurefixierung, so daß es sich hier in Analogie zu Befunden von Schmidt (1963) um Fixierungsartefakte handelt, die dieser Autor bei Untersuchungen des Bürstensaumbesatzes der Ur- und Nachniere fand, der bei Anwendung bestimmter Fixierungsmittel zerfällt. Nebennierenseitig sind die Tubuli in Richtung auf die Nebennierenkapsel gewachsen und haben sie vereinzelt erreicht. Eierstocksseitig sind einige Tubuli ins Mark des Ovars hineingewachsen, zeigen aber keinerlei Kontakt zu den nun im Mark und in der Rinde des Ovars vorhandenen Interstitialzellen.

Im Alter von 12 Wochen ist bei wiederum gleichem histologischem Verhalten der Tubuli (bis auf die Transformationserscheinungen, s. u.) bemerkenswert, daß die längsten Epoophorontubuli die dünne Nebennierenkapsel durchsetzt haben und dem Nebennierenparenchym anliegen. Dabei finden sich Tubuli auch in weiter entfernt (von der V. cava caud.) gelegenen Kapselabschnitten, die nicht mehr vom Ovar, sondern vom Luftsack bedeckt werden. Im Ovar reichen sie bis an die Eierstocksrinde, in welcher nun alle Rindeninterstitialzellen (s. u.) liegen (Koch, 1926).

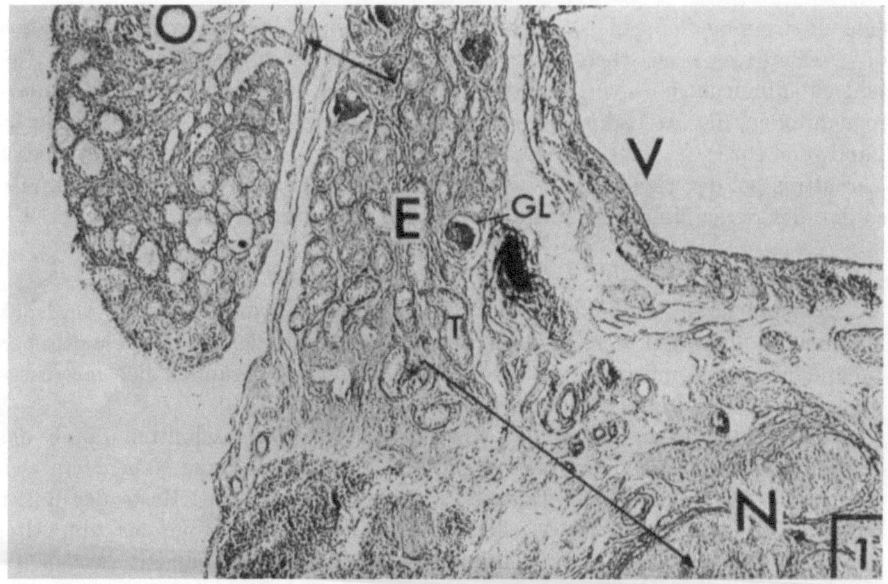

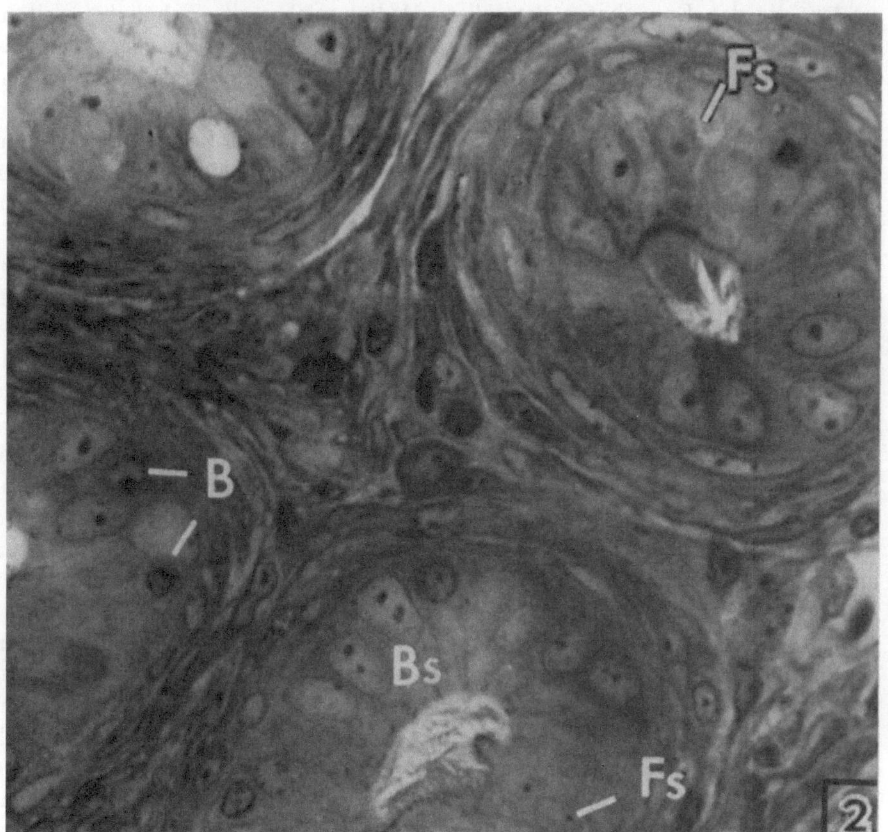

Abb. 1 u. 2

Bei der geschlechtsreifen Henne — etwa ab 18. bis 20. Woche — findet man in allen Altersklassen Tubuli, die die eben beschriebene Reichweite besitzen. Dabei kommen jedoch neben Tubuli mit bisher genannten Zellgrößen (8 μm) und Durchmessern (20—40 μm) im Hilusgebiet und im zentralen Markgebiet des Ovars auch solche vor, deren Wandzellen 4 μm hohe kubische, basophile Epithelzellen sind und die ein ca. 50 μm weites Lumen unregelmäßig begrenzen. Bei diesen Tubuli dürfte es sich um Ruheformen handeln, da deren Zellen weder Degenerationserscheinungen zeigen noch auf Hormongaben ansprechen.

Die engen topographischen Beziehungen zwischen den Tubuli des linken Epoophoron und der sie flankierenden beiden Organe (linkes Ovar und linke Nebenniere) sind stets vorhanden; doch variiert die Anzahl der in diesen Nachbarorganen anzutreffenden Tubuli individuell außerordentlich stark. (Dasselbe gilt auch für gleichaussehende Tubuli, die sich an der rechten Nebenniere der Henne und an beiden Nebennieren des Hahnes finden, worüber Spezialuntersuchungen im Gange sind.)

Die morphologischen Veränderungen der Tubuli, die zur Bildung von Spongiocyten führen, beginnen bei 12wöchigen Junghennen und laufen auch bei älteren Altersklassen in gleicher Weise ab. Bei älteren Tieren konnte ich sie jedoch lichtmikroskopisch besonders in der dann dicken Nebennierenkapsel besser verfolgen. Deshalb seien an Hand von Serienschnitten durch das linke Epoophoron samt benachbarten Organen (Ovar und Nebenniere) einer 4 Tage brütigen Glucke die dort ungewöhnlich gut studierbaren Veränderungen beschrieben und durch Befunde an anderen Präparaten ergänzt.

Die Nebennierenkapsel, die beim Eintagsküken nur wenige μm dick ist und bis auf eingelagerte Ganglienzellansammlungen rein bindegewebig ist (Müller, 1929), besitzt bei der Glucke eine Dicke von 1 mm und enthält reichlich glatte Muskulatur. Sie wird von 3 Tubuli durchsetzt, von denen pro Einzelschnitt insgesamt nur 3—5 Querschnitte getroffen sind. Der einzelne Tubulus ist dabei kein kontinuierliches Gebilde, sondern ist in mehrere etwa perlschnurartig hintereinandergereihte kleine Tubuli zerfallen.

Außen an der Nebennierenkapsel liegende Tubuli besitzen große und helle, gelegentlich Cilien tragende Zellen (Abb. 2 und 3) sowie ein deutliches Lumen. Dabei sind zunehmende Zellhöhe und abnehmende Lumenweite um so deutlicher, je mehr die Tubuli sich der Nebennierenkapsel nähern. Auch ein zweischichtiges Epithel kann vorkommen.

Innerhalb der Nebennierenkapsel geht das Lumen der Tubuli dadurch oft vollständig verloren (Abb. 4), daß die Zellen entweder höher oder mehrschichtig (4—5 Schichten) werden. Auch die Kombination beider Arten der Lumenverkleinerung kommt vor (Abb. 5).

Abb. 1. Epoophoron (*E*) mit Tubulus (*T*) und Glomerulum (*Gl*); Nebenniere (*N*); Ovar (*O*) und V. cava caud. (*V*) der linken Körperseite eines 4wöchigen Kükens in caudaler Ansicht. Vom Ovar wurde nur das Cranialdrittel getroffen. Die Pfeile zeigen die Wachstumsrichtung der Epoophorontubuli zur Nebenniere und zum Ovar an. PAS-Reaktion. Vergr. ca. 120 $\times$

Abb. 2. Epoophorontubuli einer 16wöchigen Junghenne nahe der Nebennierenkapsel. *B* Basalzelle; *Bs* Bürstensaumzelle; *Fs* Flimmersaumzelle. Methylenblau. Vergr. ca. 1 800 $\times$

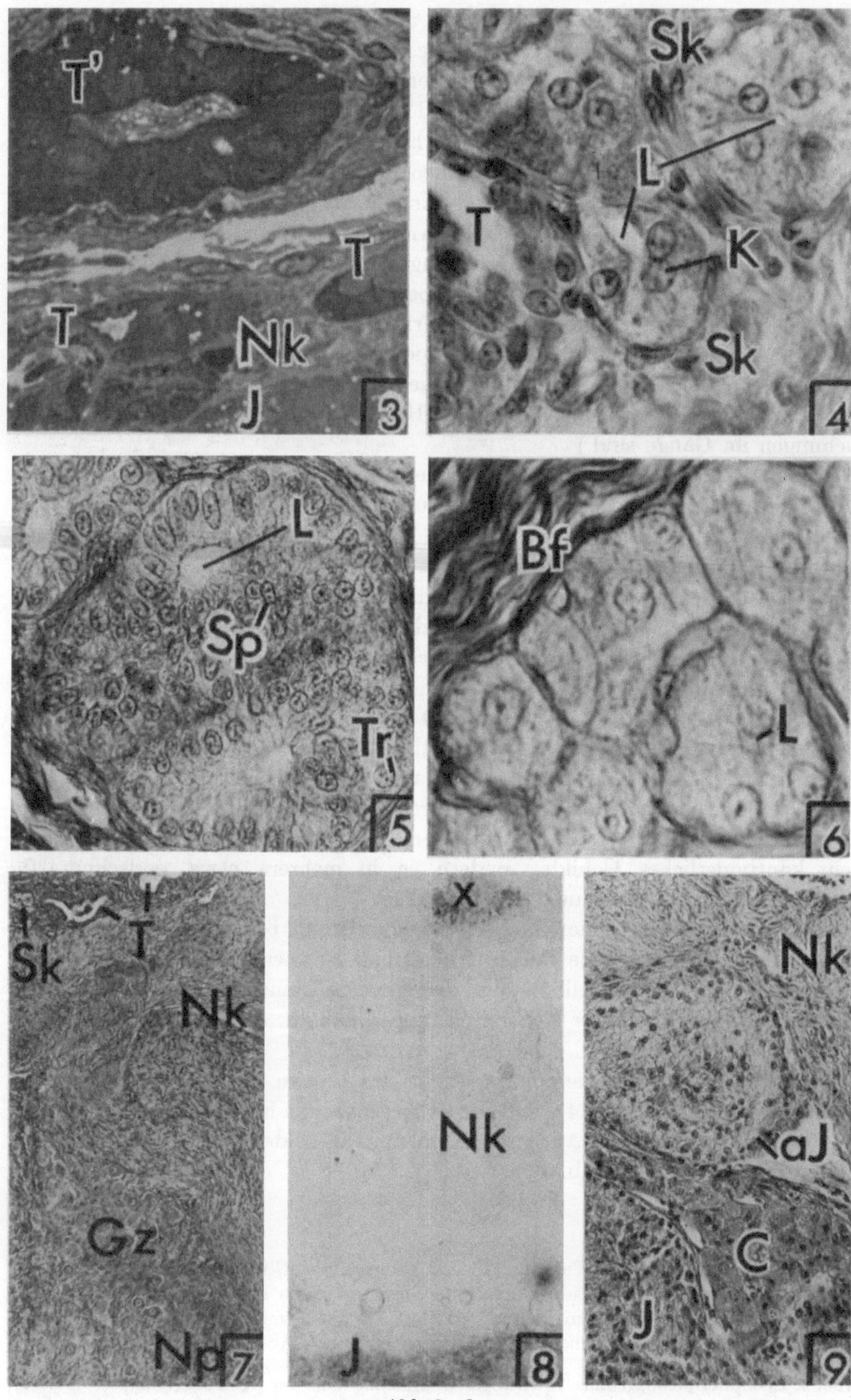

Abb. 3—9

Die höher werdenden Zellen vergrößern sich bis zu einer Höhe von maximal 16 µm, ihr zunächst basaler und ovaler Kern wird rund und zentral- bis apikalständig, ihre Cilien gehen verloren und ihr Leib wird heller (Abb. 5 und 6). Sie sind zu steroidproduzierenden (s.u.) Zellen (Spongiocyten, Watzka, 1957) geworden, wie der Lipoidnachweis durch Sudanschwarz-B-Färbung sowie der Cholesterin- und Phosphatidnachweis ergeben. Beim histochemischen Nachweis von 3-β-ol-Steroiddehydrogenase zeigen diese Zellelemente eine positive Reaktion, die allerdings hier wie in den Interstitialknötchen des Ovars nicht sehr stark ist (Abb. 7 und 8). Demgegenüber ist die Reaktion im interrenalen Gewebe der Nebenniere wesentlich deutlicher. Diese Umwandlung der Tubulusepithelien in Spongiocyten wurde auch nach Behandlung von 12—20 Wochen alten Junghennen mit gonadotropem Hormon bei einigen Tieren beobachtet.

Das oben erwähnte mehrschichtige Epithel der Tubuli (Abb. 5) besteht größtenteils aus kleinen, dunklen Zellen mit rundem, zentralständigem Kern. Sie besitzen weder Bürstensaum noch Cilien. Auch enthalten sie noch kein oder wenig Lipoid, so daß sie keine Spongiocyten sind. Mit den Zellen der extracapsulären Tubulusepithelien haben sie eine deutlich positive Feulgen-Reaktion gemeinsam, die den Spongiocyten fehlt. Im Vergleich zu den übrigen Zellen in Nebenniere und Ovar findet sich eine ähnlich deutliche Feulgen-Reaktion nur im Keimepithel nichtgeschlechtsreifer Hennen, so daß die Zellen des hier beschriebenen mehrschichtigen Epithels wahrscheinlich Proliferationszellen sind. Sie seien Sproßzellen genannt, weil sie stets an Sproßenden der Tubuli liegen. Damit sind sie nicht Zellen, die das Lumen verkleinern oder zum Verschwinden bringen, sondern Zellen, die solide Tubuluszapfen vorantreiben, in denen danach (wahrscheinlich durch Dehiszenz) das Lumen erst entsteht. Dafür spricht auch, daß die Sproßzellen sehr bald ihre mehrschichtige Anordnung aufgeben und zu

Abb. 3. Epoophorontubuli (*T*) zwischen Interrenalzellen (*I*) und Nebennierenkapsel (*Nk*). *T'* außerhalb der Nebennierenkapsel gelegener Epoophorontubulus. Giemsa. Vergr. ca. 1500 ×

Abb. 4. Epoophorontubulus (*T*) und Spongiocytenknötchen (*SK*) mit Restlumen (*L*) und apikal gelegenen Kernen (*K*) aus der Nebennierenkapsel einer einjährigen Glucke. HE. Vergr. ca. 1200 ×

Abb. 5. Epoophorontubulussproß einer einjährigen Glucke mit engem Lumen (*L*); *Sp* kleine Sproßzellen; *Tr* große Transformationszellen. Azan. Vergr. ca. 1000 ×

Abb. 6. Spongiocytenknötchen aus der Nebennierenkapsel einer einjährigen Glucke. *Bf* Bindegewebsfasern; *L* Lumenrest. Azan. Vergr. ca. 1800 ×

Abb. 7. In der Nebennierenkapsel (*Nk*) gelegene Spongiocytenknötchen (*Sk*), die aus den Epoophorontubuli (*T*) entstanden sind. *Gz* Ganglienzellansammlungen; *Np* Nebennierenparenchym. HE. Vergr. ca. 120 ×

Abb. 8. Histochemischer Nachweis von 3-β-ol-Steroiddehydrogenase. Die Abbildung zeigt einen entsprechenden Bezirk wie die Abb. 7 bei einer gleichalten Junghenne. Die positive Reaktion (*x*) in der Nebennierenkapsel (*Nk*) wird durch einen Epoophorontubulus verursacht, dessen Zellen sich zu Spongiocyten umbilden. *I* Interrenales Gewebe des Nebennierenparenchyms mit positiver Reaktion. Vergr. ca. 120 ×

Abb. 9. Akzessorisches Interrenalknötchen (*aJ*) zwischen chromaffinem Randsaum (*C*) und Nebennierenkapsel (*Nk*) bei einer etwa halbjährigen Legehenne. *J* Interrenales Gewebe. HE. Vergr. ca. 280 ×

einschichtigen Wandzellen der Tubuli werden, sofern sie nicht direkt durch Zellhypertrophie und Lipoideinlagerungen zu Spongiocyten werden. Es ist dann nur logisch, daß man die Sproßzelle auch als Mutterzelle oder Stammzelle aller anderen im elektronenoptischen Teil beschriebenen Zellen anspricht.

Zwischen der Nebennierenkapsel und dem Nebennierenparenchym (Abb. 9) — und auch schon innerhalb der Kapsel — vereinigen sich mehrere durch Zellhyperplasie und Zellhypertrophie mehr oder weniger solid gewordene Tubulusstränge (Abb. 5) zu einer großen nodulären Zellansammlung, die einem akzessorischen Nebennierenrindenknötchen der Säugetiere (Bachmann, 1954) entspricht, das beim Huhn aus naheliegenden Gründen (— Fehlen einer Nebennierenrinde —) akzessorisches Interrenalknötchen genannt sei. Alle Zellen dieses Knötchens sind groß und hell, wobei die Helligkeit eine besonders starke Lipoideinlagerung anzeigt, die typisch für die Spongiocyten besonders im Ovar von Glucken und Hennen in der Mauser (s.u.) ist.

Nach Eingliederung eines akzessorischen Interrenalknötchens in die Zona subcapsulosa (Kjaerheim, 1968a) des Nebennierenparenchyms ist es außer durch ein gelegentlich nachweisbares Restlumen und die Gruppierung seiner Interrenalzellen durch deren schwache Basophilie von der Masse der übrigen, leicht eosinophilen (Freytag, 1964) Interrenalzellen unterscheidbar. Eine sichere Einordnung als epoophorogene oder fibrocytogene Spongiocyten ist dadurch jedoch nicht möglich.

Ehe auf die Schnittserie durch das Ovar dieser Glucke eingegangen wird, sei zur Situation in der Nebenniere ergänzt, daß sich die Transformation der Tubuluszellen zu Spongiocyten in der Nebennierenkapsel von Junghennen weniger gut verfolgen läßt als bei älteren Tieren. Das hat ganz offenbar mit der bei Jungtieren sehr geringen Dicke der Nebennierenkapsel zu tun; denn außerhalb der Kapsel kommt es nie zur Umwandlung der Tubulusepithelien in Spongiocyten, wohl aber im parenchymnahen Abschnitt einer dicken Kapsel. Daraus ist zu schließen, daß die Entfernung vom Nebennierenparenchym eine maßgebliche Rolle bei der Transformation spielt.

Nachzutragen bleibt auch, daß die Spongiocytenknötchen der Nebennierenkapsel bei einigen erwachsenen Tieren von zahlreichen Mastzellen umgeben sind. Das ist normalerweise nur im Ovar so (eigener Befund), während Mastzellen in der Nebennierenkapsel normalerweise sehr selten sind.

Nunmehr zur Schnittserie durch das Ovar dieser Glucke übergehend, zeigte sich wie in der Nebennierenkapsel eine ähnlich gute Transformationsreihe von Epoophorontubuli zu Interstitialzellen im höchstens millimeterbreiten Grenzbereich zwischen Mark und Rinde des Eierstocks (Abb. 10). Die Lumina nehmen

Abb. 10. Mark-Rindengrenze des Ovars mit Eizelle (E), Interstitialzellen (Iz) und Epoophorontubuli (T), die Transformationserscheinungen zeigen. Azan. Vergr. ca. 400 ×

Abb. 11. Hiluszwischenzellen epoophorogener Herkunft mit mehr oder weniger deutlichem Restlumen. HE. Vergr. ca. 400 ×

Abb. 12. Hiluszwischenzellen mit säulenartiger Anordnung. L Lumen, HE. Vergr. ca. 1800 ×

Abb. 13. Braungefärbte Hiluszwischenzellen (Hz) im Hilusgebiet des Ovars eines 18 Wochen alten gonadotropin-behandelten Junghuhns. Epoophorontubulus (T), der in seiner Epithelwand Transformationszellen (Tr) enthält. PAS-Reaktion. Vergr. ca. 1800 ×

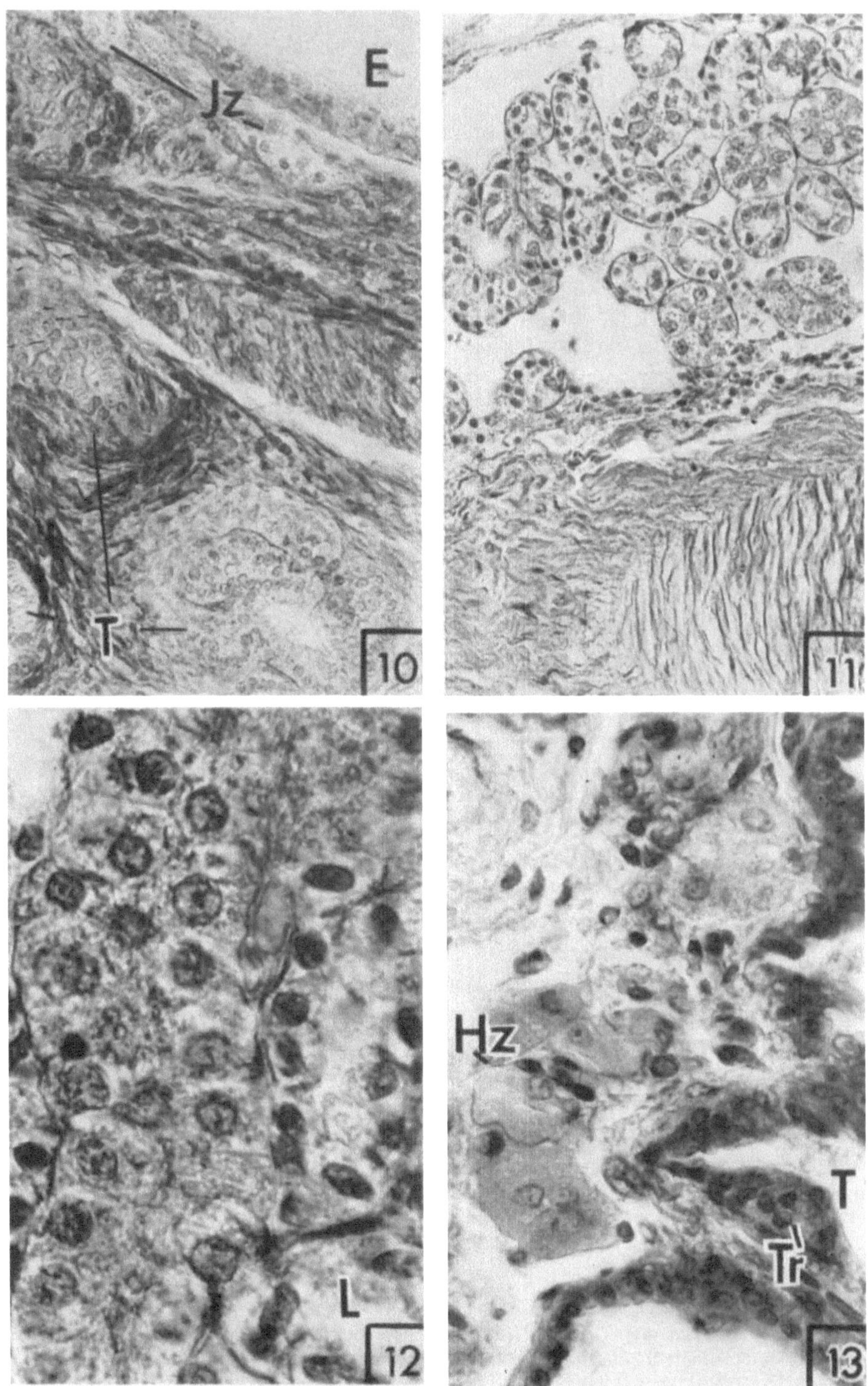

Abb. 10—13

in der gleichen — bei der Nebenniere beschriebenen — Weise durch Wandzell-
hyperplasie und -hypertrophie ab, und die großen, hellen und leicht basophilen
Zellen gleichen denen in der Nebenniere völlig. Die von ihnen gebildeten nodulären Zellinseln seien daher Rindenzwischenzellknötchen genannt. Innerhalb
der Eierstocksrinde gibt es keine Unterscheidbarkeit zwischen ihnen als Neuan-
kömmlingen und solchen, die alteingesessen sind, weil letztere ebenfalls basophil
sind. Dadurch fehlt hier im Gegensatz zur Nebenniere (s.o.) ein wichtiges Indiz.
das von bestimmten Spongiocyten in der Eierstocksrinde die Annahme ihrer
Herkunft aus dem Epoophoron nahelegt, da auch andere Provenienzen vorhanden sind (Budras, unveröff.).

Erwähnenswert ist ein Befund, der bei dieser Glucke ebenfalls vorlag und
außerdem bei 30% der untersuchten geschlechtsreifen Hennen und bei 50% der
mit gonadotropem Hormon behandelten 12—20 Wochen alten Junghennen er-
hoben wurde. Hier zeigen sich die gleichen Umwandlungserscheinungen von
Epoophorontubuli in Spongiocytenknötchen nicht nur im Grenzgebiet der Eierstocksrinde zum -mark, sondern außerdem im hilusnahen Mark und selbst im
proximalen Hilusgebiet des Ovars. Der Transformationsprozeß ist dabei auch
hier teilweise so weit fortgeschritten, daß selbst Restlumina fehlen können
(Abb. 11). Auch können die Zellen säulenartig angeordnet sein, wie es in der Zona
fasciculata der Nebenniere von Säugetieren der Fall ist (Abb. 12). Einige dieser
Spongiocyten des Hilusgebietes weisen gelegentlich einen von der Färbung un-
abhängigen bräunlichen Farbton auf (Abb. 13), ähnlich wie ihn die chromaffinen
Zellen der Nebenniere nur nach chromaffiner Reaktion zeigen. Der klaren Unterscheidung wegen seien diese im Hilusgebiet vorkommenden Zwischenzellen
Hiluszwischenzellen genannt, wie sie bereits bei Mensch und Säugetieren heißen.
Dagegen sind die an der Markrindengrenze gebildeten und in die Eierstocksrinde durch Vergrößerung der Follikel hineingelangenden Zwischenzellen Rindenzwischenzellen.

Der Lipoidreichtum der interrenalen und interstitiellen Spongiocyten ist
funktionsabhängig. Bei Junghennen und Legehennen finden sich eine mäßige
Fetteinlagerung und zahlreiche Mitochondrien. Bei Hennen in der Mauser und
bei Glucken kehrt dieses Verhältnis sich zugunsten der Fetteinlagerung um, wodurch die Zellen ein helles, blasiges Aussehen erhalten, wie Wenzel (1959) schon
angibt. Vergleicht man diese Funktionszustände der Spongiocyten bei den genannten Altersgruppen, dann ist deren Funktionsabhängigkeit vom Geschlechts-
cyclus unverkennbar. Diese wird dadurch bestätigt, daß sich in den Spongiocyten von hormonell behandelten Junghennen der Fettgehalt noch verringert
und die Mitochondrien zunehmen.

Als weiterer Befund, der die Epoophorontubuli sowohl der Nebenniere als
auch des Eierstocks betrifft, sei das sehr seltene Vorkommen von „Basalzellen"

Abb. 14. Epoophorontubulus eines 9tägigen Kükens. *Bm* Basalmembran; *Eg* Ergastoplasmazisternen; *G* Golgi-Apparat; *K* Kern; *KK* Kernkörperchen; *Ko* Kollagene Fibrillen; *L* Lumen
(ausgefüllt mit Zelldetritus und Mikrovilli); *M* Mitochondrien; *Mi* Mikrovilli; *P* Pinocytosebläschen (Kanaliculi nach Holstein, 1969); *R* Ribosomen; *S* Schlußleisten; *Z* Cilie; *Zd* Zelldetritus; *Zm* Zellmembran. Vergr. ca. 12000 ×

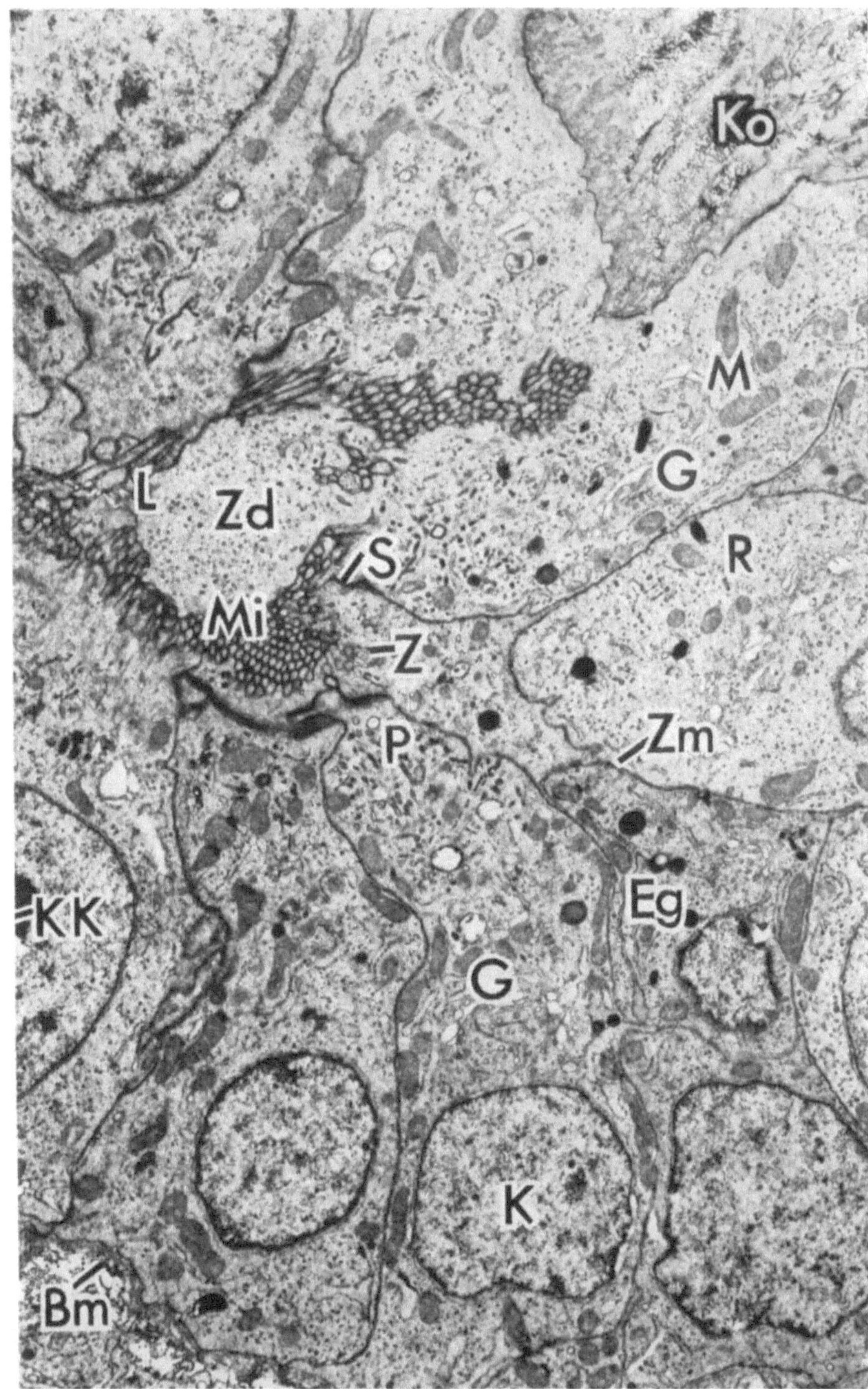

Abb. 14

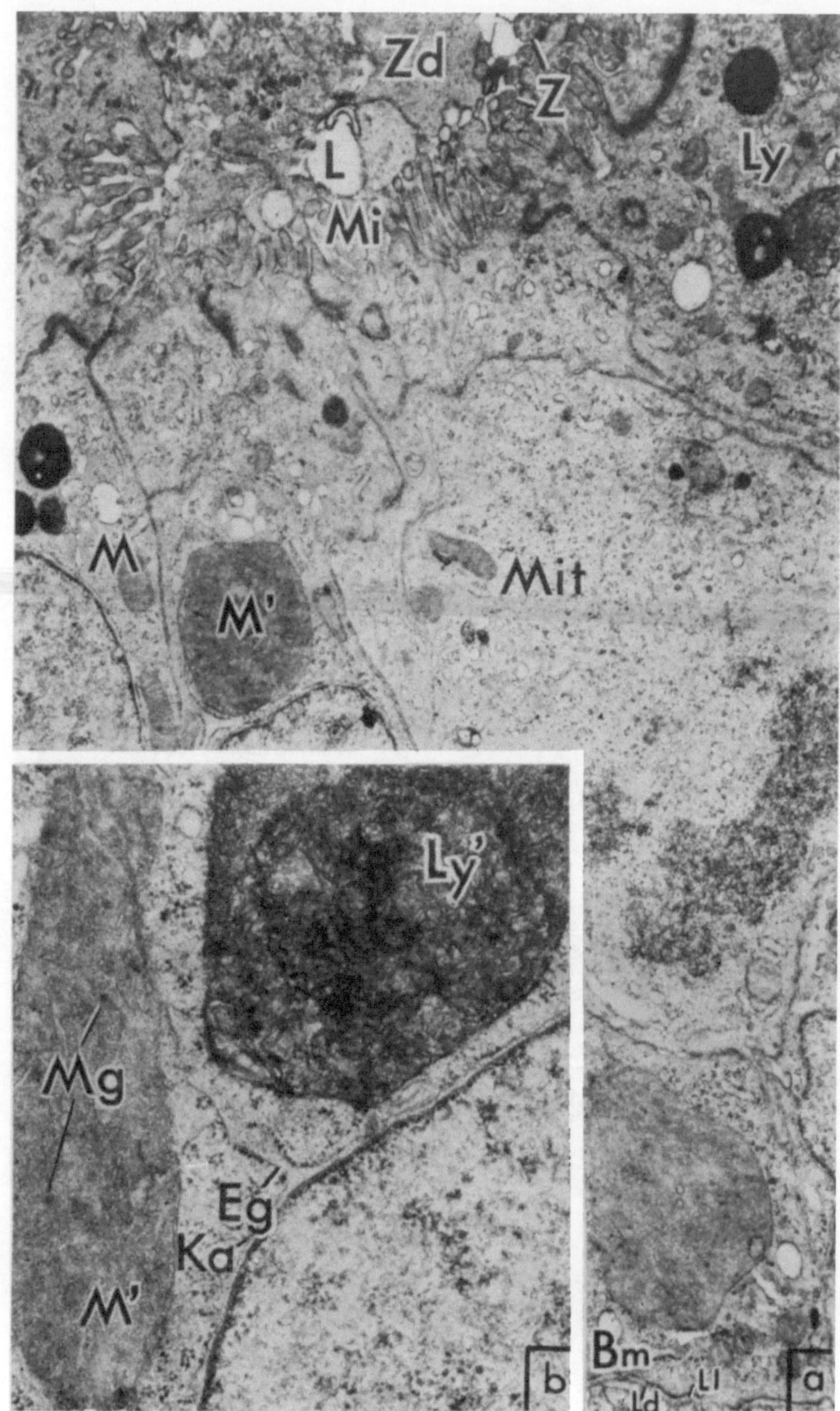

Abb. 15a u. b

zwischen den übrigen Wandepithelien genannt. Ähnliche Zellen wurden von Stieve (1930a) als Basalzellen in den Ductuli efferentes des Menschen bezeichnet, die Holstein (1969) funktionell als Stützzellen deutet. Dieser Name (Basalzellen) wird übernommen, weil die Epoophorontubuli jenen Ductuli homolog sind. Die Basalzellen zeichnen sich außer durch ihre basale Lage durch einen runden bis ovalen und chromatinreicheren Kern aus (Abb. 2), der erheblich kleiner als der große, ovale und chromatinärmere Kern der Nachbarzellen ist.

Schließlich ist anzuführen, daß sich in unmittelbarer Umgebung der in Umwandlung befindlichen Tubuli stets zahlreiche Blutgefäße befinden. Das steht im Einklang mit Angaben von McFarland (1945) und Merker/Diaz-Enzinas (1969) über eine besonders ausgeprägte Vascularisation bei der Neubildung von Interrenal- und Interstitialzellen.

Zusammenfassung der lichtmikroskopischen Befunde: das Epoophoron des Huhnes liegt nahe der V. cava caud. zwischen Eierstock und Nebenniere. In beide Organe wachsen Epoophorontubuli hinein, die bei Annäherung an das Parenchym beider Organe einem zunehmend stärkeren Umwandlungsprozeß unterworfen sind. Das Lumen geht verloren, und die Wandepithelzellen werden zu Spongiocyten, die sich in Form von Interrenal- resp. Interstitialknötchen dem Parenchym beider Organe zugesellen. Im Eierstock kommt es auch außerhalb des Parenchyms zur Bildung von Hiluszwischenzellen. Der histochemische Nachweis von 3-β-ol-Steroiddehydrogenase ist in den Spongiocytenknötchen epoophorogener Herkunft positiv.

C. Elektronenoptische Befunde

Die lichtoptisch durch Serienschnitte stets darstellbaren Epoophorontubuli konnten elektronenoptisch wegen der Schwierigkeiten einer gezielten Materialentnahme nur an 14 Tieren dargestellt werden. Dabei handelt es sich um 8 Küken im Alter von 1 Tag bis 4 Wochen, bei denen die zwischen Nebenniere und Ovar liegenden Tubuli zur Darstellung kamen und die nachstehend zuerst beschrieben werden.

Bei 6 Junghennen im Alter von 11, 12, 16, 18 und 20 Wochen sowie bei einer einjährigen Glucke wurde das Verhalten der Tubuli außen an der Nebennierenkapsel und im Mark des Ovars studiert, die an zweiter Stelle beschrieben werden. Mit Ausnahme der 11 Wochen alten Junghenne waren die übrigen 4 an 7 aufeinanderfolgenden Tagen mit jeweils 100 IE PMS resp. 30 IE HCG behandelt worden.

Das dritte Kapitel behandelt die Umbildungsprozesse der Tubulusepithelzellen zu Spongiocyten innerhalb der Nebennierenkapsel (beobachtet an den

Abb. 15. a Bürstensaumzellen aus dem Epoophoron eines 5tägigen Kükens mit Mitosestadium (*Mit*). *Bm* Basalmembran mit Lamina densa (*Ld*) und Lamina lucida (*Ll*); *L* Lumen; *Ly* Lysosomen; *M* Mitochondrium; *M'* Riesenmitochondrium; *Mi* Mikrovilli; *Z* Cilien; *Zd* Zelldetritus. Vergr. ca. 20000 ×. b Ausschnitt aus einer Bürstensaumzelle von einem 9tägigen Küken. *Eg* Ergastoplasmazisterne, die in die Kernaußenmembran (*Ka*) übergeht. *Ly'* Riesenlysosom; *M'* Riesenmitochondrium; *Mg* Mitochondriengranula. Vergr. ca. 75000 ×

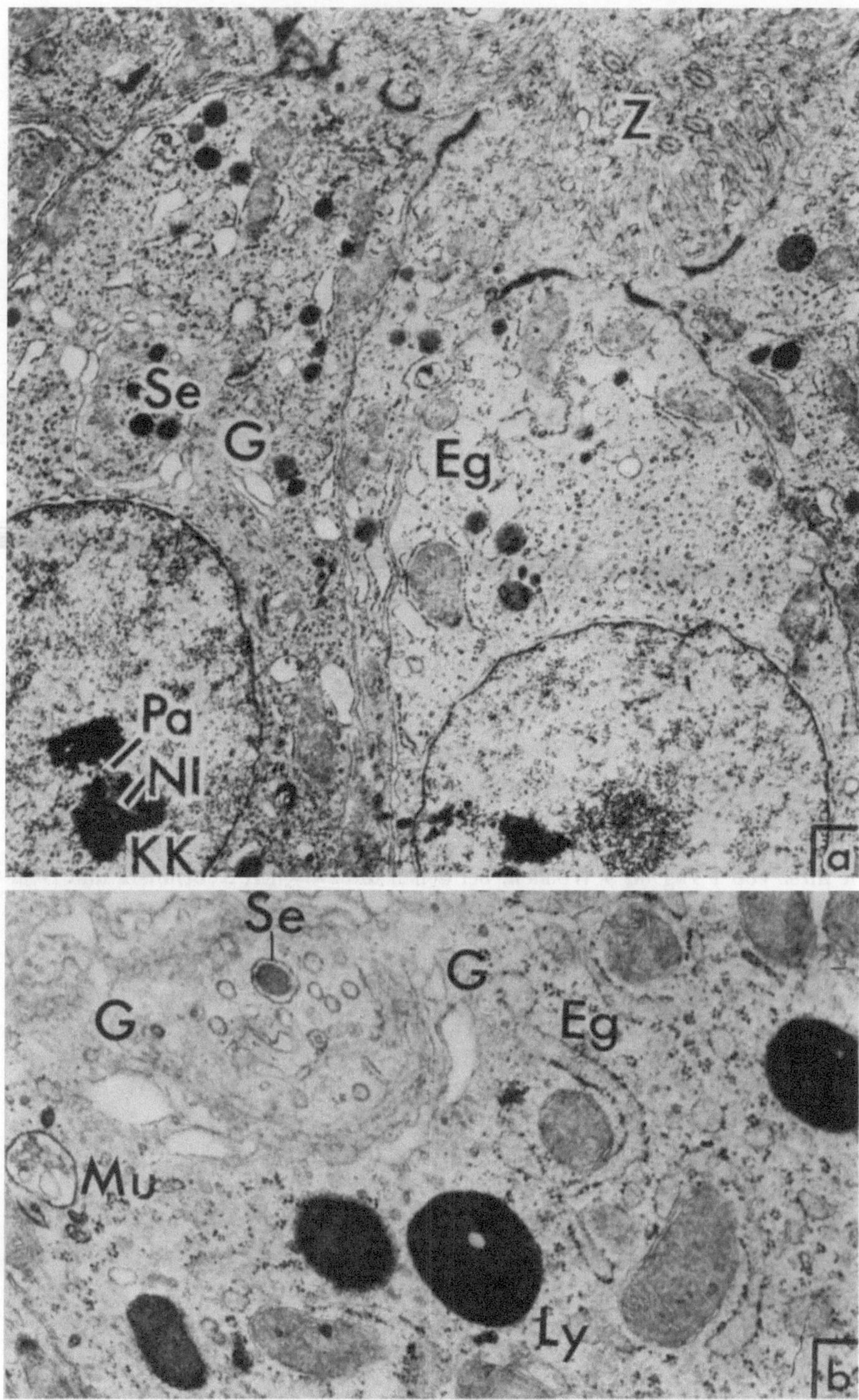

Abb. 16a u. b

obigen 12 resp. 16 resp. 20 Wochen alten Junghühnern) und an der Markrindengrenze des Eierstocks (beobachtet an obigem 18 Wochen altem Junghuhn).

1. Die Epoophorontubuli zwischen Nebenniere und Eierstock

Die Epoophorontubuli (Abb. 14) werden von kollagenen Fasern und von
länglichen Fibrocyten resp. Fibroblasten umgeben, die sich mit ihrer Längsachse
der Rundung des Tubulusquerschnitts anpassen. Sinngemäßes gilt für die Zellen
jenes Bindegewebes, das mehrere benachbarte Tubuli umfaßt und so zusammen-
bündelt. Das Wandepithel eines Tubulusquerschnittes wird von 15 bis 20 Cylinder-
epithelzellen gebildet, die einer meist glatt verlaufenden Basalmembran (Abb. 14
und 15) eng benachbart aufsitzen.

Die Basalmembran besteht aus einer 200 Å breiten elektronendichten Lamina
densa (Trägermembran nach Haim, 1962) und einer 300 Å breiten elektronendurchlässigen Lamina lucida (subepithelialer Grenzstreifen nach Haim, 1962).
In letzterer befindet sich oft radiär angeordnetes staubkorngroßes, fusseliges
Material. Die angrenzende Zellmembran der aufsitzenden Epithelzellen ist etwas
elektronendichter und breiter als die intercelluläre Zellmembran (Abb. 15).
Stellenweise besitzt sie Invaginationen, über die die Lamina densa glatt hinweg-
zieht. Durch Abschnürung entstehen aus diesen Invaginationen Pinocytosebläschen vom glatten Typ (Fawcett, 1969), die besonders im basalen Teil der Zelle
liegen. Die Lamina lucida setzt sich kontinuierlich in den 200 Å breiten Intercellularspalt fort, an den zahlreiche offene und geschlossene Pinocytosebläschen
grenzen.

Ehe die 4 Zellarten des Wandepithels (Bürstensaumzellen, Flimmersaumzellen,
Basalzellen und Sproßzellen) beschrieben werden, soll auf das 5—10 μm weite
Lumen der Tubuli eingegangen werden, das mit Ausnahme der Basalzellen von
allen Zellarten begrenzt wird. Dieses enge Lumen ist mit Zelltrümmern und Mikrovilli ausgefüllt. Die bei der lichtmikroskopischen Untersuchung erwähnten
degenerierenden Zellen an einzelnen Abschnitten der Tubuli zeigen im elektronenoptischen Bild einen chromatinreichen geschrumpften Kern und zahlreiche
Vacuolen im Cytoplasma, aus denen das Fett während der Einbettungsprozedur
herausgelöst wurde. Von den Zellorganellen sind nur noch Lysosomen (dense
bodies) erkennbar. Die übrigen Wandzellen, die diese eindeutigen Degenerationserscheinungen nicht zeigen, besitzen lumenseitig als auffallende Zellbegrenzung
entweder einen Bürstensaum oder einen Flimmersaum oder keines von beiden.
Alle 3 Zellarten sind durch typische Schlußleisten miteinander verbunden,
die aus einer Zona occludens und einer Zona adhaerens bestehen (Abb. 14, 15
und 27b).

a) Die Bürstensaumzellen (Abb. 15) überwiegen mit etwa 80% Anteil zahlen-
mäßig bei weitem. Sie sind durchschnittlich 8 μm hoch und besitzen bei einem

Abb. 16. a Bürstensaumzellen aus dem Epoophoron eines 9tägigen Kükens. *Eg* Ergastoplasmazisternen (stark erweitert); *G* Golgi-Apparat; *KK* Kernkörperchen mit Nucleolema (*Nl*)
und Pars amorpha (*Pa*); *Se* Sekretgranula; *Z* Cilien. Vergr. ca. 25000 ×. b Ausschnitt aus
einem Epoophorontubulus eines 5tägigen Kükens. *Eg* (erweiterte) Ergastoplasmazisternen;
G Golgi-Apparat; *Mu* Multivesiculärer Körper; *Ly* Lysosomen; *Se* Sekretgranulum. Vergr.
ca. 33000 ×

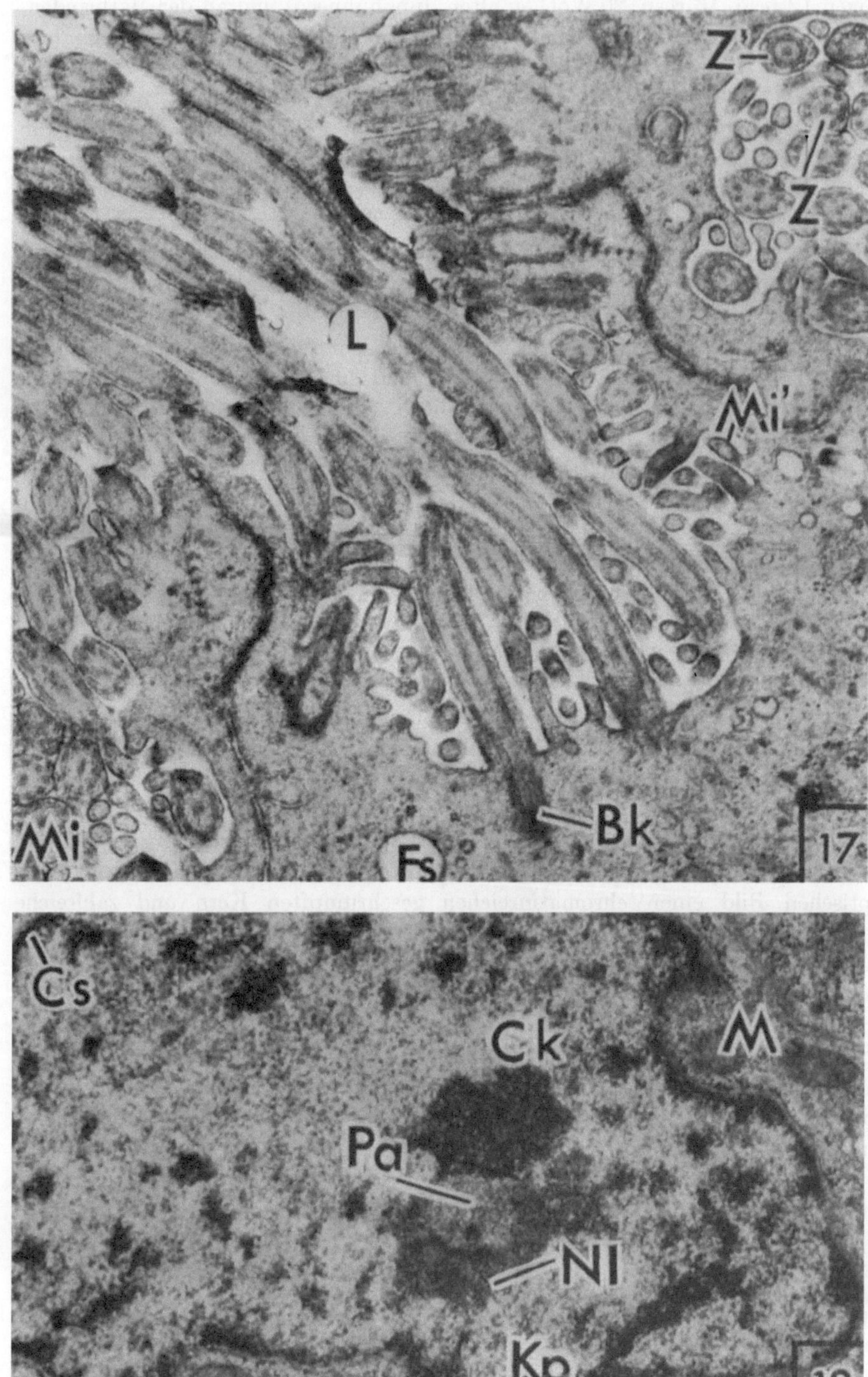

Abb. 17 u. 18

basalen Durchmesser von 4 µm, der apikal bis auf 1,5 µm abnimmt, eine prismatische Gestalt. Die das Lumen begrenzende Zelloberfläche besitzt einen Bürstensaum von dichtgepackten, schlauchförmigen Mikrovilli (Abb. 14 und 15), die bei einem Durchmesser von 100 mµ 400 mµ lang sind. Das Ende einiger Mikrovilli ist abgekugelt und grenzt sich cytoplasmaseitig durch eine Membran ab, so daß ein rundes Bläschen (Abb. 17) entsteht, das schließlich abgestoßen wird. Solche abgestoßenen Mikrovilliköpfe sind neben anderen Zelltrümmern und Cilienquerschnitten auch in den zentralen Abschnitten des Lumens anzutreffen, in welche unabgestoßene Mikrovilli nicht hineinreichen. Auf vielen Mikrovilliquerschnitten oder abgestoßenen Mikrovilliköpfen ist peripher ein Mantel von sehr feinen Filamenten und Mikrotubuli zu erkennen. Das Zentrum erscheint leer (Abb. 17).

Zwischen den Mikrovilli trägt die lumenbegrenzende Zelloberfläche Invaginationen (Abb. 22 bei einem Junghuhn), die mit einem fusseligen Material besetzt sind. Daraus bilden sich um 800 Å große Pinocytosebläschen (coated vesicles nach Fawcett, 1969) mit fusseliger Innenoberfläche. Diese Bläschen wandern in Richtung Golgi-Apparat und verdichten sich zu elektronendichten Stäbchen oder Kugeln von 500 Å Durchmesser (Schmidt, 1963). Andere Bläschen konfluieren zu größeren Vesikeln, deren Durchmesser bis 200 mµ betragen kann (Abb. 14).

Der Zellkern ist rund oder oval und hat einen durchschnittlichen Durchmesser von 3 µm. Er liegt basal und ist chromatinarm. Seine Kernmembran und der deutliche, 300 Å breite perinucleäre Raum verlaufen glatt. Mitosestadien sind häufig. Der Nucleolus besteht zentral aus einer annähernd runden, feingranulierten hellen Pars amorpha von 300 mµ Durchmesser, die von dem etwas elektronendichteren und wenig gröber granulierten Nucleolema mehr oder weniger vollständig umschlossen ist (Abb. 16). Ist der umgebende Ring des Nucleolema unvollständig, dann wird die freie Stelle von einem elektronendichteren und deutlich gröber granulierten Chromozentrum (Heterochromatin) verschlossen (Abb. 18, beim Junghuhn).

Die langgestreckten Mitochondrien sind im gesamten Cytoplasma verstreut. Sie sind aber in vielen Zellen im infra- und supranucleären Cytoplasma zahlreicher. Ihr Durchmesser beträgt 150 mµ, und die Länge variiert zwischen 0,5 und 1,5 µm. Die Mitochondrieninnenmembran bildet 100 Å breite, elektronendurchlässige querverlaufende Cristae, die in der dunklen Matrix deutlich in Erscheinung treten. Die Cristae haben zueinander einen Abstand von 500—1 000 Å. In einigen Zellen kommen vier- bis fünfmal so große Riesenmitochondrien vor (Abb. 15), die auffallend viele Mitochondriengranula besitzen. Nach weiterer

Abb. 17. Ausschnitt einer Flimmersaumzelle (*FS*) aus einem Epoophorontubulus eines 3wöchigen Kükens. *BK* Basalkörperchen; *L* Lumen; *Mi* Mikrovilli mit hellem Zentrum; *Mi'* abgekugelte Mikrovilliköpfe; *Z* Cilie (9 × 2 + 2 Typ); *Z'* Cilie mit dunkler Matrix (9 × 3 + 3 Typ). Vergr. ca. 32 000 ×

Abb. 18. Kern einer Flimmersaumzelle von einer 12wöchigen Junghenne. *CK* Chromatinklumpen; *Cs* Chromatinsaum; *Kp* Kernpore; *M* Mitochondrium; *Nl* Nucleolema; *Pa* Pars amorpha des Kernkörperchens. Vergr. ca. 30 000 ×

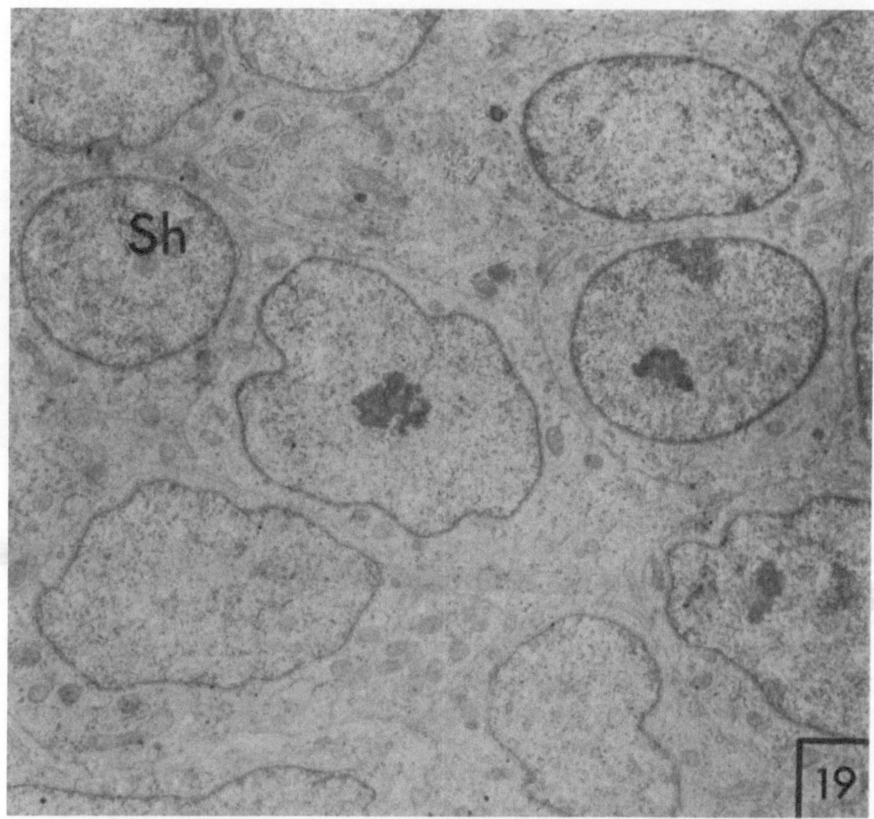

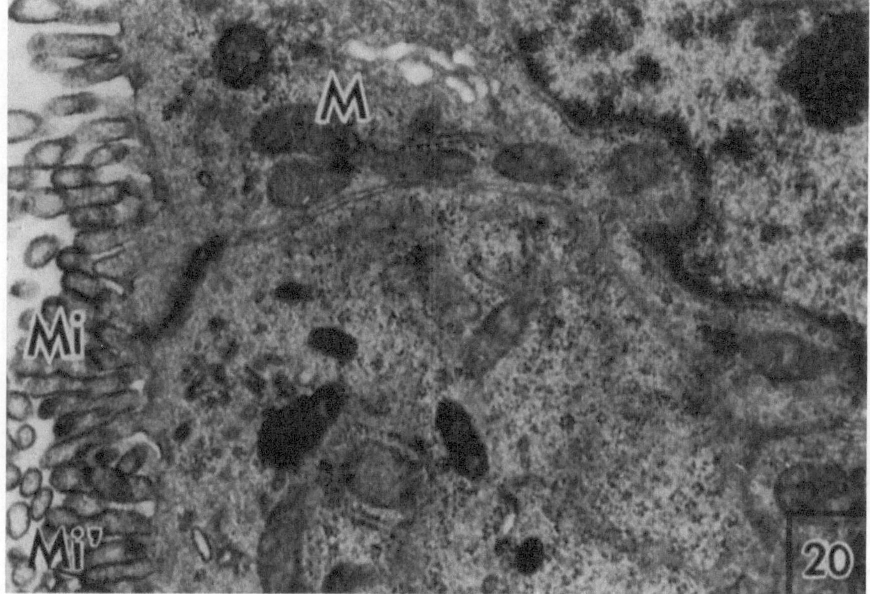

Abb. 19 u. 20

Größenzunahme verlieren sie ihre geordnete Innenstruktur und weisen nur noch Bruchstücke von Cristae auf, die nun längs im Mitochondrium liegen. Mitochondriengranula sind immer noch deutlich. Die Matrix dieser stark veränderten Mitochondrien wird in einigen Fällen dunkel. Durch diese Veränderungen nehmen die Riesenmitochondrien das Bild von Riesenlysosomen an, die gelegentlich einen Durchmesser von 3 µm haben (Abb. 15b), was anhand lückenloser Übergangsstadien beobachtet wurde. Oft liegen sie in Nachbarschaft von Fetttropfen.

Der Golgi-Apparat (Abb. 14 und 16) liegt stets supranucleär in Kernnähe. Er besteht aus 4—8 elektronendurchlässigen 700 mµ langen Zisternen mit einem Durchmesser von 400—800 Å. An beiden Enden der Zisternen befinden sich noch zahlreiche Golgi-Vesikel gleichen Durchmessers. In einigen hellen Zellen ist ein besonders gut entwickelter Golgi-Apparat vorhanden, in welchem typische Entwicklungsstadien von Sekretgranula vorkommen (Abb. 16b). Während der Entwicklung der Sekretgranula füllt ihr flockiger Inhalt von mittlerer Elektronendichte nur das Zentrum des Golgi-Bläschens aus. Nach Verlassen der Golgi-Region in Richtung Lumen erhalten die Sekretgranula ihre endgültige Größe von 250 mµ. Das flockige Sekret füllt nun den gesamten Raum des Golgi-Bläschens aus, so daß die umgebende Einheitsmembran gleicher Elektronendichte nicht mehr deutlich erkennbar ist. Die Zellen mit Sekretgranula besitzen im Vergleich zu nichtsezernierenden Zellen stets einen runden Kern, sehr viele Ribosomen mit rosettenförmiger Anordnung und große Mitochondrien von 400 mµ Durchmesser. Auffallend sind die stark erweiterten Ergastoplasmazisternen.

Das glatte endoplasmatische Reticulum (eR) aus Vesikeln und Tubuli mit einem Durchmesser von 200—500 Å ist nur sehr spärlich ausgebildet. Dagegen ist das rauhe eR (Ergastoplasmazisternen) reichlicher vorhanden. Auffällig ist die Umkreisung einiger Mitochondrien durch jeweils eine Ergastoplasmazisterne. Gelegentlich gehen auch Ergastoplasmazisternen in die Kernaußenmembran über (Abb. 15b). Ribosomen sind mit Ausnahme der Golgi-Region im gesamten Cytoplasma reichlich vorhanden und liegen in Rosettenform vor. Die Kernaußenmembran ist auf ganzer Länge mit Ribosomen besetzt.

Lysosomen kommen, sieht man von der aus Mitochondrien entstehenden Riesenform ab, in verschiedener Größe und Elektronendichte vor. Es handelt sich hauptsächlich um ovale, dunkle Körper von 0,3—0,6 µm Größe mit flockiger Matrix, die oft 300—500 Å große elektronendurchlässige Vacuolen enthält. Sie sind stets von einer einfachen oder doppelten Einheitsmembran umgeben und liegen bevorzugt im supranucleären Cytoplasma. Infranucleär sind sie selten.

Multivesiculäre Körper (multivesicular bodies bei Bernhard et al. 1955; Merker, 1965) mit einer Größe bis 1 µm Durchmesser kommen nur im supranucleären Teil der Zelle vor, meistens in Nähe des Golgi-Apparates (Abb. 16b). Sie enthalten 5—20 Vesikel von 800 Å Durchmesser, die von einer Einheitsmembran umgeben sind.

Abb. 19. Sproßzellen eines soliden Epoophorontubulus zwischen Nebenniere und Ovar von einem 4wöchigen Küken. *Sh* Sphäridie. Vergr. ca. 12000 ×

Abb. 20. Apikaler Pol einer Bürstensaumzelle von einer 12wöchigen Junghenne. *M* Mitochondrium; *Mi* Mikrovilli; *Mi'* abgekugelte Mikrovilliköpfe. Vergr. ca. 30000 ×

 K.-D. Budras:

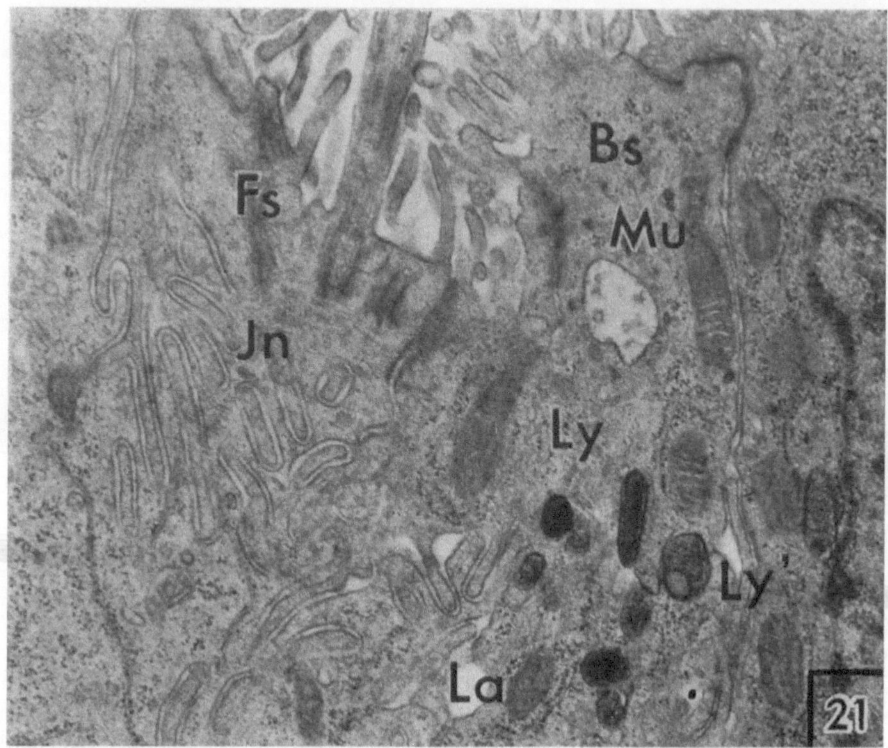

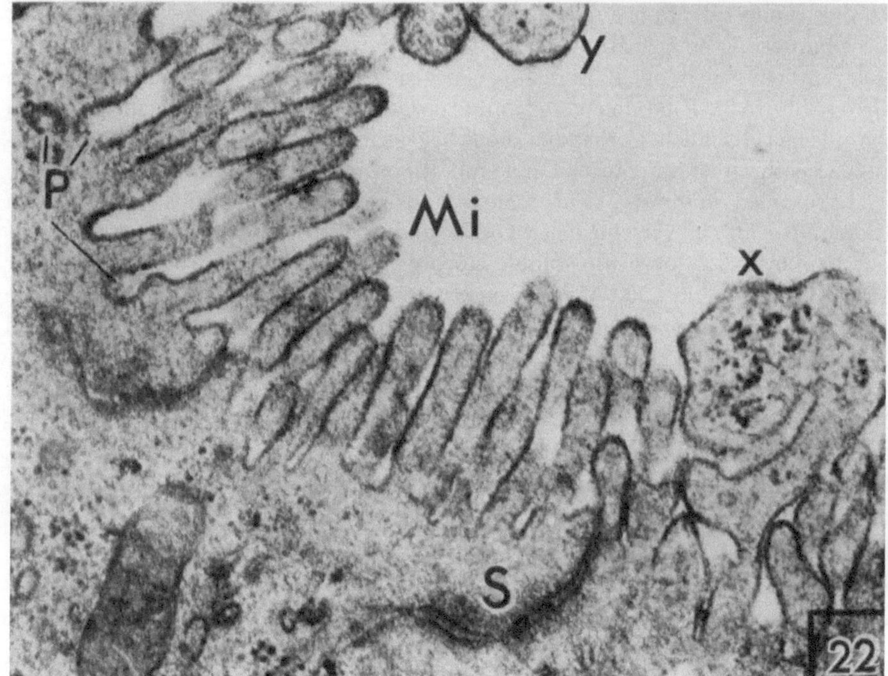

Abb. 21 u. 22

b) Die Flimmersaumzellen (Abb. 21) machen höchstens 15% der Wandzellen aus und sind deshalb nicht auf allen Tubulusquerschnitten zu beobachten. Die Zellen unterscheiden sich bei Küken in ihrer Ultrastruktur noch nicht von den Bürstensaumzellen. Die basal von Mikrovilli umgebenen bis zu 10 Cilien je Zelle haben einen Durchmesser von 0,4 μm und eine Länge bis zu 4 μm. Damit reichen sie bis ins Zentrum des Lumens. Auf im Lumen gelegenen Cilienquerschnitten sind $9 \times 2 + 2$ Tubuli zu erkennen. Daneben gibt es aber besonders im Lumenzentrum kleinere Cilienquerschnitte mit $9 \times 1 + 1$ oder $5 - 8 \times 1 + 0 - 2$ Tubuli, die wahrscheinlich Querschnitte von Cilienspitzen darstellen. Gelegentlich kommt eine besondere Cilienart vor, auf deren intraluminär und intracellulär gelegenen Querschnitten $9 \times 3 + 3$ Tubuli zu erkennen sind (Abb. 17). Bei einem Vergleich mit dem gewöhnlichen $9 \times 2 + 2$ Cilientyp ist ihre Matrix deutlich dunkler, und zwischen den benachbarten Tubuli ist der Zwischenraum verschwunden. Von den Basalkörperchen einiger Cilien streben 700 mμ lange Cilienwurzelfüßchen divergierend kernwärts. Sie bestehen aus 10—15 kettenartig hintereinandergereihten Gliedern.

c) Die Basalzellen (Abb. 26 bei einem Junghuhn) als dritte Wandzellsorte der Epoophorontubuli wurden bisher in der Literatur nicht beschrieben. Ihr Anteil macht höchstens 3% der Wandzellen aus, und ihr Name soll darauf hinweisen, daß sie der Basalmembran aufsitzen und das Lumen nicht erreichen. Sie sind etwa 5 μm lang und 3 μm hoch und besitzen einen runden bis ovalen chromatinreichen Kern. Ihr Organellenbestand ist nur spärlich ausgebildet. Außer ihrer Lage ist ihre zweite Besonderheit das gelegentliche Vorhandensein von Desmosomen, über die sie mit der Nachbarzelle (Bürstensaumzelle oder Flimmersaumzelle) verbunden sind.

d) Die Sproßzellen (Abb. 19) wurden beim Küken in mehrschichtiger Lage angetroffen. Sie machen die restlichen 2% der „Wandzellen" aus, wobei der Prozentsatz gerade dieser Zellen je nach Wachstumsintensität der Epoophorontubuli wechseln dürfte, wie Zustandsbilder nach sproßfördernden Hormongaben nahelegen (s.u.). Die Zellen sind polygonal und besitzen einen Durchmesser von etwa 5 μm. Der Kern ist rundoval und mäßig chromatinhaltig. Der Organellenbestand ist gering, wenn man von den zahlreichen Pinocytosebläschen absieht, die von allen Stellen der sonst glatten Zelloberfläche ins Zellinnere wandern.

2. Die Epoophorontubuli an der Nebennierenkapsel und im Mark des Ovars

In der bindegewebigen Umhüllung der Tubuli sind nun vereinzelt auch glatte Muskelzellen enthalten.

Abb. 21. Ausschnitt aus einem Epoophorontubulus mit Bürstensaumzelle (*Bs*) und Flimmersaumzelle (*Fs*) einer 12wöchigen Junghenne. In Interdigitation der Zellmembran; *La* lacunenartig erweiterter Intercellularraum; *Ly* Lysosom; *Ly′* heller flockiger Lysosomentyp; *Mu* Multivesiculärer Körper. Vergr. ca. 33000 ×

Abb. 22. Lumenseitiger Bürstensaumzellausschnitt aus dem Epoophoron einer 12wöchigen Junghenne. *Mi* Mikrovilli, die teilweise keulenförmig erweitert sind (*x*) und in einigen Fällen wahrscheinlich abgestoßen wurden (*y*); *P* Pinocytosebläscher. teilweise in Bildung (coated vesicles); *S* Schlußleisten; Vergr. ca. 60000 ×

K.-D. Budras:

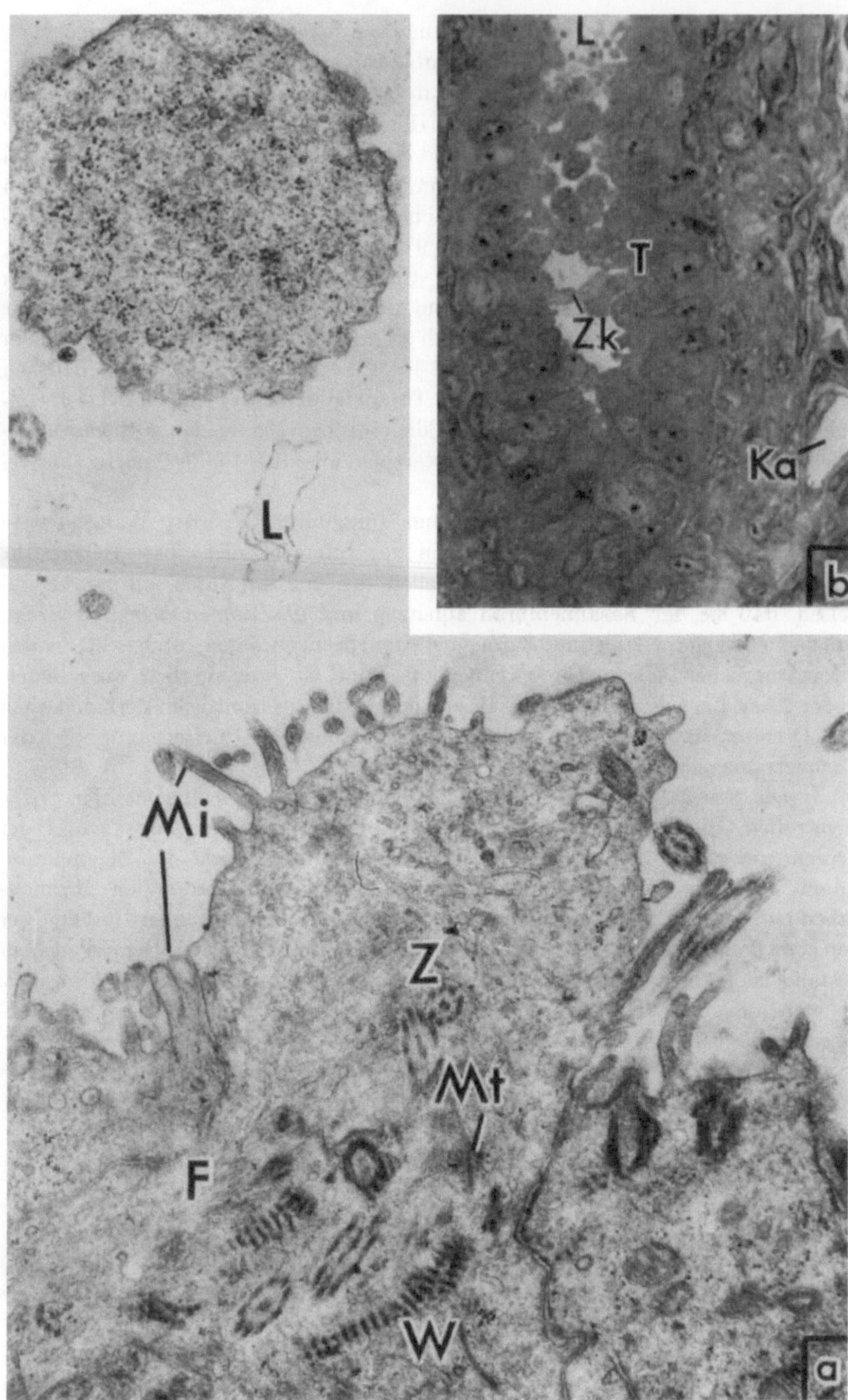

Abb. 23a u. b

Die Basalmembran hat sich um die Hälfte verdickt und verläuft leicht gewellt. Der Intercellularspalt zwischen den Wandzellen ist stellenweise lacunenartig erweitert und im apikalen Zelldrittel durch Interdigitation der Nachbarzellen stark geschlängelt. Diese Interdigitation ist besonders deutlich (Abb. 21), wenn es sich um den Intercellularspalt zwischen einer Bürstensaumzelle und einer Flimmersaumzelle handelt.

Das Lumen ist mit 20—30 μm Durchmesser, der im Eierstocksmark auch 50 μm betragen kann, größer geworden. Im Lumen sind zahlreiche Cilien- und Mikrovilliquerschnitte sowie abgestoßene Mikrovilliköpfe erkennbar, während größere Zelltrümmer nur noch gelegentlich anzutreffen sind.

a) Die Bürstensaumzellen haben etwa doppelt so lange Mikrovilli wie beim Küken. Neben den schlanken, schlauchförmigen und gleichmäßig aussehenden Mikrovilli kommen auch unregelmäßig verzweigte, keulenartig verdickte und knopfartig aufgetriebene Zellfortsätze mit einem Durchmesser bis 500 mμ vor (Abb. 22). Sie besitzen oft einen dünnen Stiel, und ihr Inhalt besteht neben flockigem Material aus ribosomenähnlichen Gebilden und Mikrotubuli. Sehr oft haben diese Zellfortsätze ihre Verbindung zur Zelloberfläche verloren und liegen dann frei im Lumen. Diese Schlußfolgerung ist deshalb wahrscheinlich, weil die Zellfortsätze meistens ohne Verbindung zum Cytoplasma gefunden werden und oft im Lumenzentrum liegen (Abb. 23). Die 3 Schichten der Einheitsmembran sind meistens noch an den abgestoßenen Zellfortsätzen klar zu erkennen. Auch ganze Zellkuppen können abgestoßen werden (Abb. 23b), was im Fall der Abb. 23a auch für eine Flimmersaumzelle gilt.

Der Nucleus ist nun langgestreckt. Er hat eine Länge von 5 μm und einen Durchmesser von 2 μm. Die Kernmembran hat besonders im apikalen Zelldrittel einen undulierenden Verlauf. Der Kerninnenmembran sitzt meist auf ganzer Ausdehnung ein wechselnd breiter Chromatinsaum auf, der nur in Höhe der zahlreichen Kernporen unterbrochen ist (Abb. 18, *Kp*). Außerdem befinden sich im Zellkern mehrere bis 800 mμ große Chromatinklumpen. Mitosestadien kommen vor. Gelegentlich sind 2 Nucleoli, jeweils aus Nucleolema und Pars amorpha bestehend, vorhanden. In einigen Zellen sind Sphäridien (Bernhard, 1966; Büttner/ Horstmann, 1967) mit einem Durchmesser von 150 mμ vorhanden.

Außer solchen Mitochondrien, wie sie beim Küken beschrieben wurden, kommen vereinzelt auch gleich große Mitochondrien eines anderen Typs zusätzlich vor. In deren dunkler Matrix liegen elektronendurchlässige prismenartige oder labyrinthartige Innenstrukturen (Abb. 24b, hier an einer Flimmersaumzelle gezeigt). Riesenmitochondrien, Riesenlysosomen und Fetttropfen fehlen.

Auch bei den Lysosomen kommt ein zusätzlicher Typ vor, der heller und größer als der in den Bürstensaumzellen beim Küken ist (Abb. 21) und dessen Flocken

Abb. 23. a Lumenseitiges Ende einer Flimmersaumzelle, deren Zellkuppe samt Cilien (*Z*) wahrscheinlich abgestoßen wird. Ein abgestoßener Zellfortsatz befindet sich im Zentrum des Lumens. Entnommen vom Epoophoron einer 16wöchigen Junghenne. *F* Filamente; *L* Lumen; *Mi* Mikrovilli; *Mt* Mikrotubuli; *W* Wurzelfüßchen. Vergr. ca. 55000 ×. b Lichtmikroskopische Darstellung eines Epoophorontubulus (*T*) einer 16wöchigen Junghenne. Im Lumen (*L*) des längsgetroffenen Tubulus befinden sich (teilweise abgestoßene) Zellkuppen (*Zk*). *Ka* Capillare. Methylenblau Vergr. ca. 1300 ×

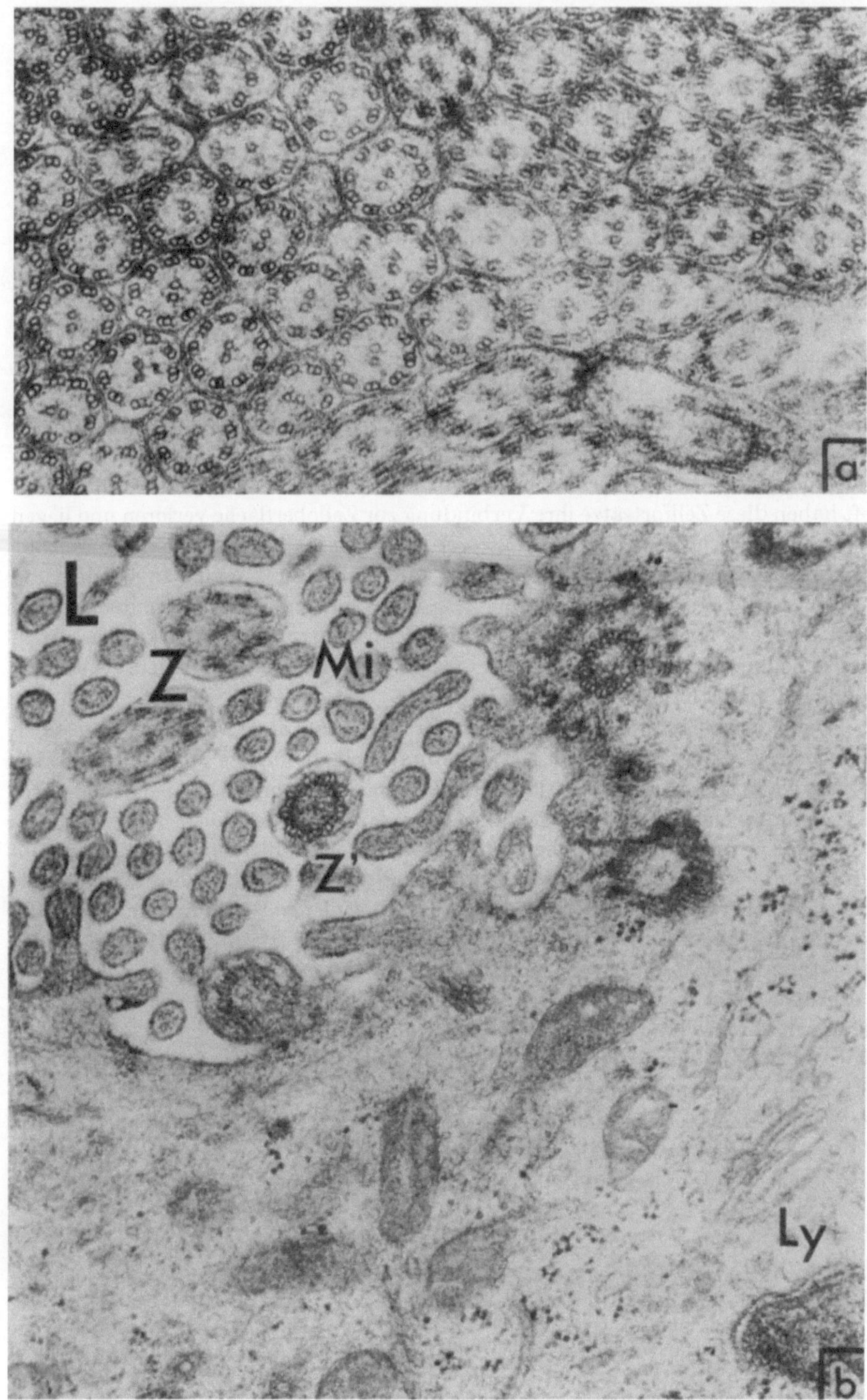

Abb. 24a u. b

in der Matrix deutlicher in Erscheinung treten. Seine Form ist meistens rund, sein Durchmesser beträgt um 0,8 μm, und er enthält oft 500—800 Å große elektronendurchlässige Vacuolen.

b) Die Flimmersaumzellen sind beim Junghuhn wesentlich zahlreicher als beim Küken. Durchschnittlich kommen 2—3 solcher Zellen auf einem Tubulusquerschnitt vor, die einzeln zwischen den Bürstensaumzellen liegen. In Ausnahmefällen liegen aber bis zu 6 Flimmersaumzellen nebeneinander. Andererseits können sie aber auch auf einem Querschnitt ganz fehlen. Cilien mit $9 \times 3 + 3$ Tubuli kommen vor (Abb. 24b). Die Gestalt dieser Zellen ist beim Junghuhn kubisch, so daß sie trotz ihrer zahlenmäßigen Minderheit einen relativ großen Anteil des Lumens begrenzen. Auch die Anzahl der Cilien einer Flimmersaumzelle hat deutlich zugenommen. Auf einem Zellquerschnitt in Höhe des ectoplasmatischen Randstreifens wurden 32 Cilien gezählt. An fast allen Basalkörperchen sind Wurzelfüßchen nachweisbar. Sie verankern sich in einem deutlichen, 1,5 μm breiten ectoplasmatischen Randstreifen, der weitgehend frei von Zellorganellen ist (Abb. 25). In ihm befinden sich Mikrotubuli von 200 Å Durchmesser und ein Filz von 20—50 Å breiten Filamenten, die auch in die Mikrovilli einstrahlen (Abb. 25). Die Abstoßung von Zellkuppen war bereits erwähnt worden. In Abb. 23a handelt es sich dabei um eine flimmerhaltige Zellkuppe, womit ein Verlust von Cilien durch Abstoßung gegeben ist.

Der runde bis ovale Zellkern hat die gleiche gewellt verlaufende Kernmembran wie der Kern der Bürstensaumzellen. Er liegt aber in den Flimmersaumzellen zentral, und sofern er oval ist, liegt seine Längsachse quer in der Zelle. Die im Zusammenhang mit den Bürstensaumzellen beschriebenen Zellorganellen kommen auch in den Flimmersaumzellen vor. Die gleichen Mitochondrientypen liegen aber wie der Kern mit ihrer Längsachse meist quer in der Zelle. Mitochondrien mit labyrinthartiger Innenstruktur überwiegen (Abb. 24b). Die in den Bürstensaumzellen vorkommenden Lysosomen sind hier seltener. Dafür kommt aber ein wesentlich größerer, bis 1 μm Durchmesser besitzender Lysosomentyp vor, der eine feingranulierte Matrix besitzt, in der zahlreiche membranbegrenzte Vesikel von 300 mμ liegen (Abb. 25c).

c) Die Basalzellen verhalten sich wie auf S. 29 beschrieben; doch vermittelt Abb. 26 eine gute Vorstellung von ihrem Kern.

d) Die Sproßzellen (Abb. 19) wurden wie beim Küken in mehrschichtiger Lage angetroffen. Alles dort (S. 29) über sie Gesagte ist auch hier gültig.

3. Transformationserscheinungen in der Nebennierenkapsel und an der Markrindengrenze des Ovars

Die Umbildung der Epoophoron-Epithelzellen zu Spongiocyten läuft in der Nebenniere und im Ovar in gleicher Weise ab. In der Nebennierenkapsel konnten

Abb. 24. a Cilien vom $9 \times 2 + 2$ Typ aus dem Lumen eines Epoophorontubulus einer 16wöchigen Junghenne. Vergr. ca. 80000 ×. b Lumenseitiger Zellpol einer Flimmersaumzelle und Lumenausschnitt aus einem Epoophorontubulus einer 16wöchigen Junghenne. *L* Lumen; *Ly* Lysosom mit doppelter Einheitsmembran; *Mi* Mikrovilli; *Z* normaler Cilientyp ($9 \times 2 + 2$); *Z′* besonderer Cilientyp mit dunkler Matrix und $9 \times 3 + 3$ Tubuli. Vergr. ca. 60000 ×

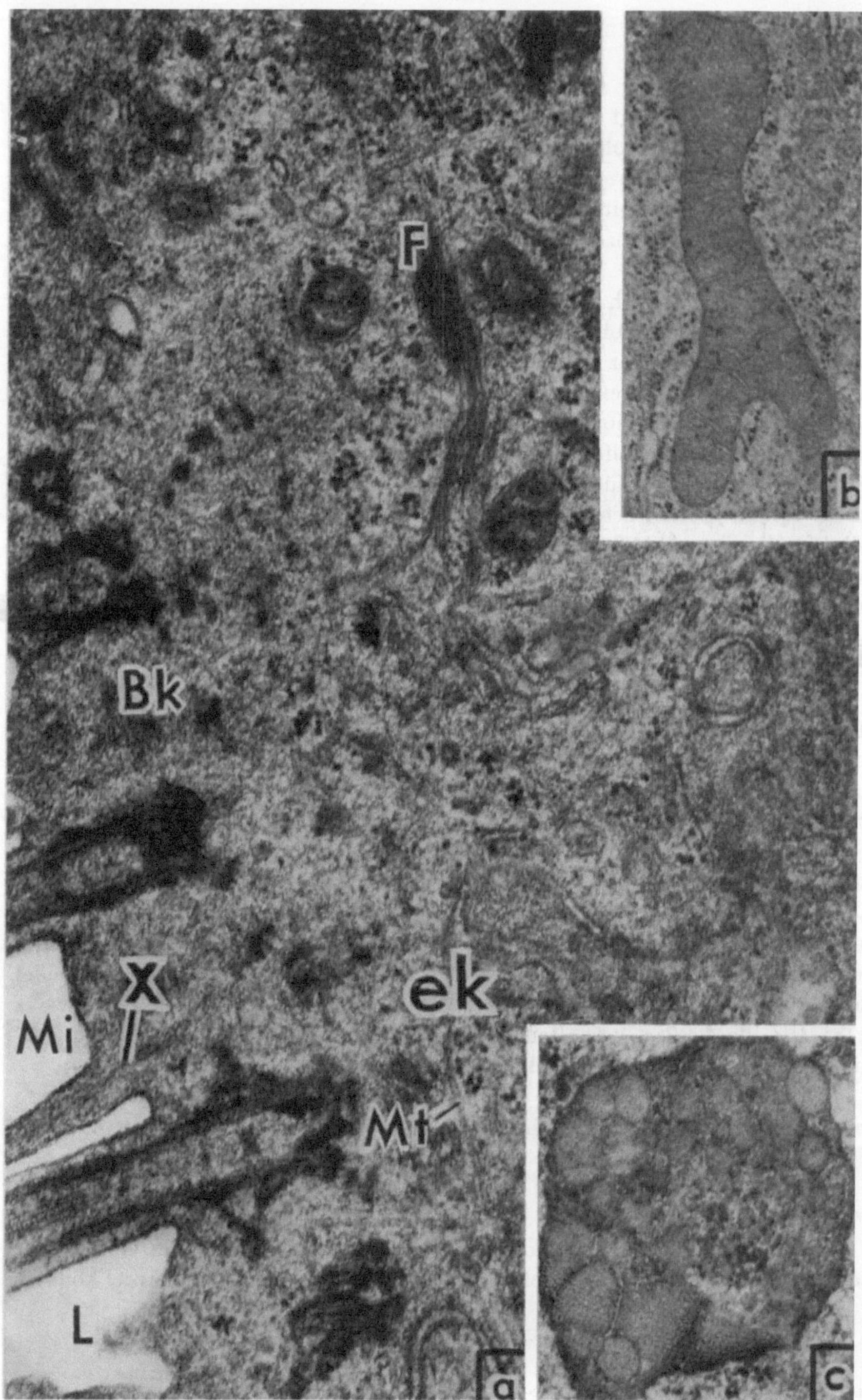

Abb. 25. a Apikales Ende einer Flimmersaumzelle aus einem Epoophorontubulus einer 12wöchigen Junghenne. *Bk* Basalkörperchen; *ek* ectoplasmatischer Randstreifen mit Filamenten *(F)*, die bei *x* in einen Mikrovillus *(Mi)* einstrahlen; *L* Lumen; *Mt* Mikrotubuli. Vergr. ca. 60000 ×. b Mitochondrium im Knospungsstadium. Vergr. 45000 ×. c Spezieller Lysosomentyp der Flimmersaumzellen. Vergr. ca. 60000 ×

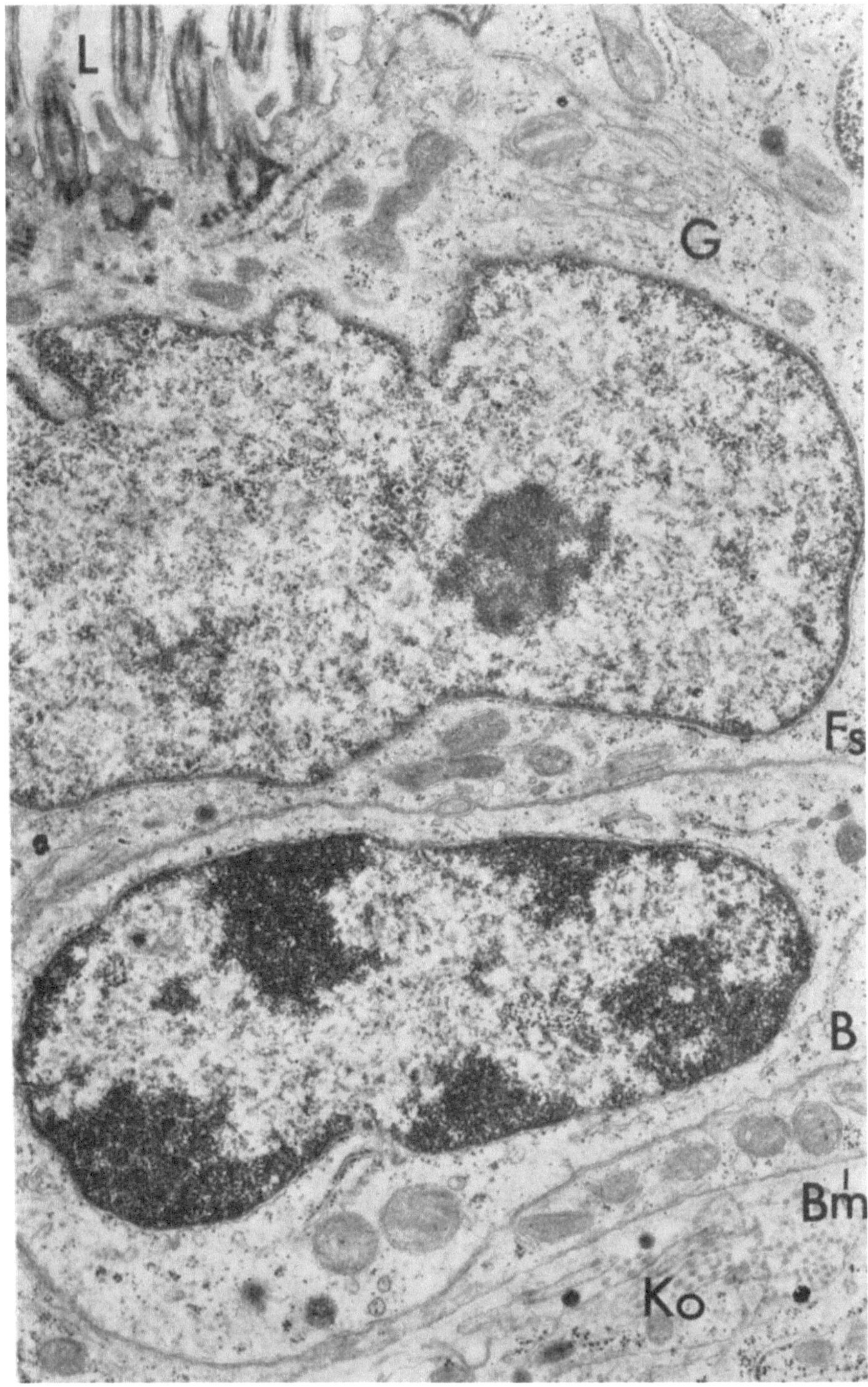

Abb. 26. Ausschnitt aus einem Epoophorontubulus einer 16wöchigen Junghenne mit Basalzelle (*B*) und Flimmersaumzelle (*Fs*). *Bm* Basalmembran; *G* Golgi-Apparat; *Ko* Kollagene
Fasern; *L* Lumen. Vergr. ca. 36000 ×

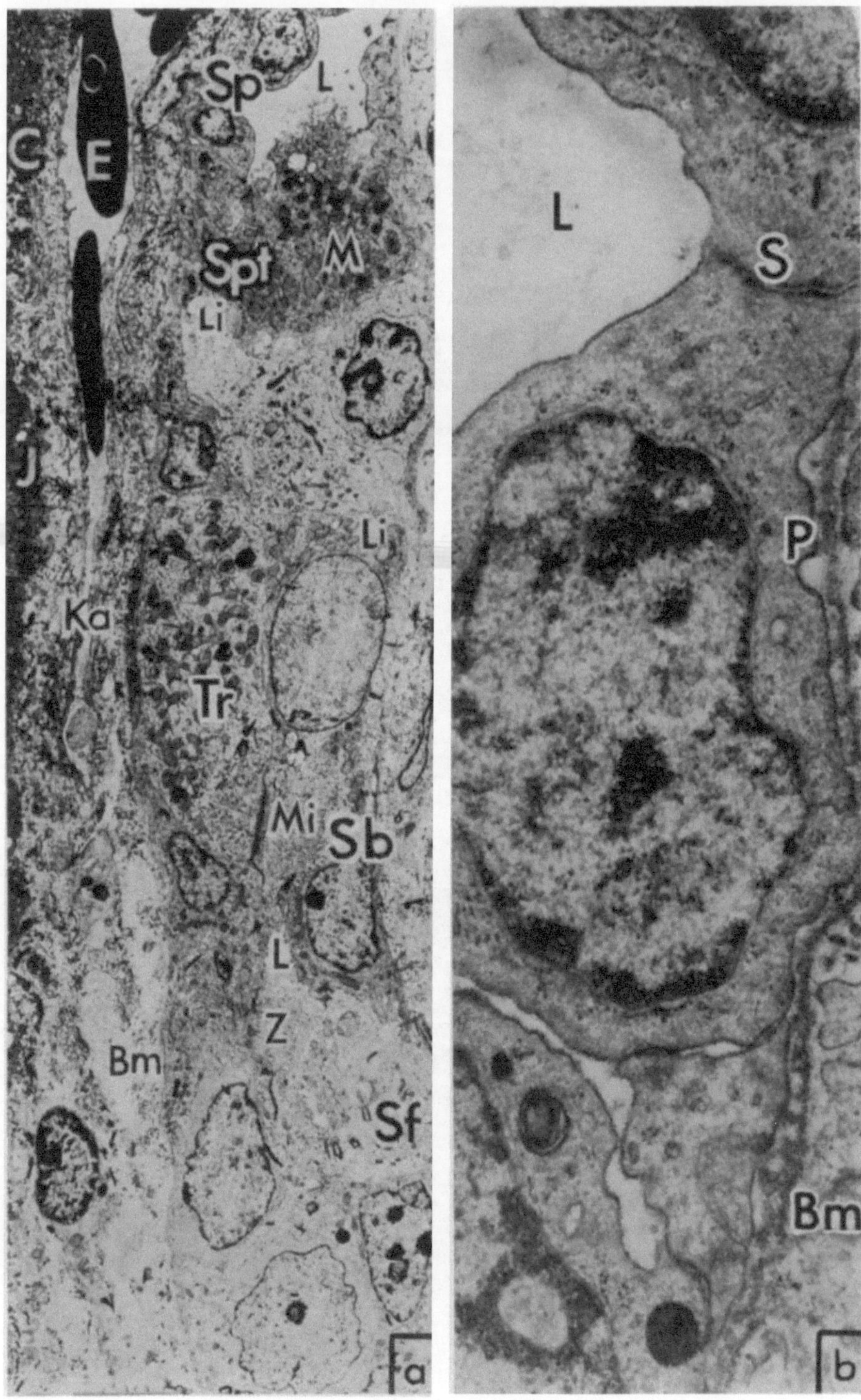

Abb. 27 a u. b

die Umbildungsprozesse mit Hilfe von Ultradünn-Serienschnitten deutlich studiert werden, weshalb die Beschreibung sich hierauf stützt. Da die Transformationserscheinungen hierbei im Vordergrund stehen, liegt die Veränderung der Reihenfolge bei der Beschreibung der Zellen nahe.

Ehe diese im einzelnen beschrieben werden, sollen einige allgemeine Daten angeführt werden, die für die Situation in der Nebenniere gelten. Ob die Epoophorontubuli in oder unter der Nebennierenkapsel liegen, ihr Verlauf ist stets etwa oberflächenparallel, woraus zu schließen ist, daß sie die Kapsel auf langem Wege durchwachsen. Subcapsulär liegen die Tubuli dabei meistens den chromaffinen Zellen der Nebenniere an, da diese beim Huhn mit Matthias (1957) und Freytag (1964) eine fast vollständig geschlossene subcapsuläre Lage (Randsaum im Schnitt) bilden. An Stellen mit unterbrochenem Randsaum liegen die Tubuli jedoch den interrenalen Zellen an. Die Basalmembran der Tubuli ist gegenüber den extracapsulären Tubuli geglättet. Die lacunenartigen Erweiterungen des Intercellularspalts sind fast vollständig verschwunden. Je nach der Zellart, die das Lumen begrenzt, ist dieses leer oder verstopft. Leer und weit — im elektronenmikroskopischen Maßstab — ist es, wenn es von den glatten Sproßzellen begrenzt wird (Abb. 27a). Sonst ist es von den Mikrovilli und Cilien der benachbarten Transformationszellen verlegt (Abb. 27a).

a) Die Basalzellen werden normalerweise unverändert gefunden. Nach experimentellen Hormongaben zeigen sie allerdings deutliche Veränderungen, wie sie auch bei Transformationszellen vorkommen. So wird der Kern erheblich chromatinärmer, und in der größer werdenden Zelle vermehren sich die Mitochondrien und das glatte endoplasmatische Reticulum. Ob sie deshalb schon als Basal-Transformationszellen aufzufassen sind, bleibt ungewiß, worauf in der Diskussion noch eingegangen wird.

b) Die Sproßzellen geben, wenn sie in einfacher Schichtung angetroffen werden (Abb. 27a und b), alle bisher genannten Charakteristika in Klarheit wieder. Da diese Abbildungen einen Epoophorontubulus zeigen, der zwischen Kapsel und Parenchym der Nebenniere liegt, erklärt sich auch die unmittelbare Nachbarschaft von Sproßzellen und Transformationszellen. Darüber hinaus ist festzustellen, daß eine der Sproßzellen (Abb. 27a; *Spt*) selbst Transformationserscheinungen — die unter *c* beschrieben werden — zeigt. Sie sei deshalb in Analogie zur Benennung der anderen Transformationszellen Sproß-Transformationszelle genannt. In weiterer Entfernung vom Nebennierenparenchym kommt eine solche direkte Umwandlung weniger in Betracht. Dort ist die Sproßzelle vielmehr die Stammzelle der anderen 3 Wandzellarten. Mögliche Anzeichen dafür, daß dieses so ist, zeigen wiederum jene Sproßzellen, die unmittelbar zu Sproß-Transformationszellen werden, indem sie doch noch einen geringen Mikro-

Abb. 27. a Epoophorontubulus zwischen Nebennierenkapsel und Nebennierenparenchym einer 12 wöchigen Junghenne. Vergr. ca. 4300 ×. b Höhere Vergrößerung (ca. 35000 ×) der Sproßzellen. *Bm* Basalmembran; *C* Chromaffine Zelle; *E* Erythrocyt; *I* Interrenalzelle; *Ka* Capillare; *L* Lumen; *Li* Lipoidtropfen; *M* Mitochondrium; *Mi* Mikrovilli; *P* Pinocytosebläschen (teilweise in Bildung); *S* Schlußleiste; *Sb* Sproßbürstensaumzellen; *Sf* Sproßflimmersaumzellen; *Sp* Sproßzellen; *Spt* Sproßtransformationszellen; *Tr* Transformationszelle; *Z* Cilien

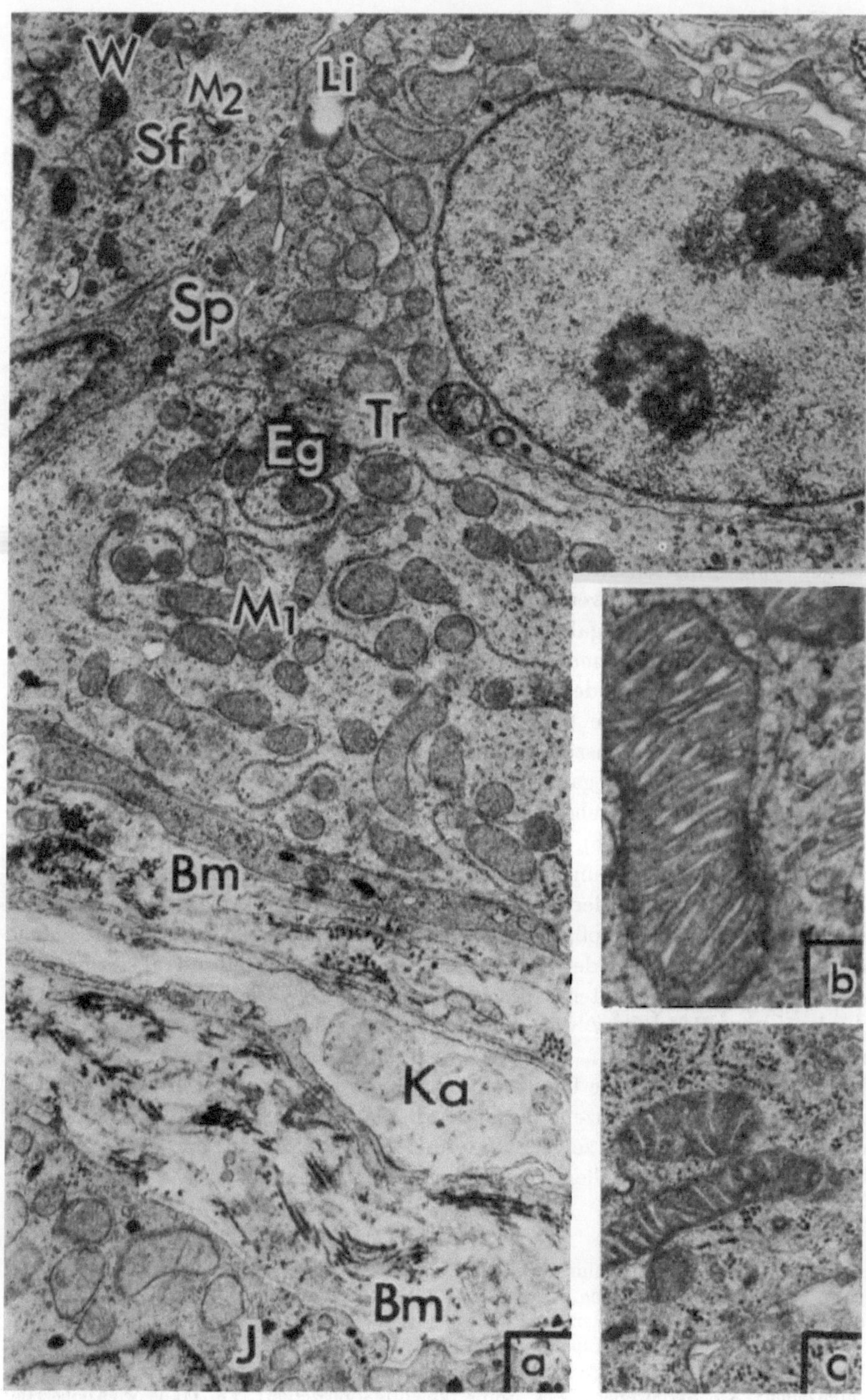

Abb. 28a—c

villibesatz oder sehr selten auch einige Flimmern ausbilden. In letzterem Fall wird ein Flimmersaumzellstadium gewissermaßen wie eine Notblüte bei Pflanzen in reichlich verkürzter und formal verminderter Ausprägung durchlaufen. Im Falle der häufigeren Ausbildung weniger Mikrovilli kann es sich ebenfalls um ein flüchtiges Bürstensaumzellstadium handeln. Das ist aber deshalb nicht so sicher, weil selbst die reifen Spongiocyten stets einzelne Mikrovilli besitzen (Kjaerheim, 1968a), die nicht in jedem Falle Reste (Überbleibsel) der Bürstensaum-Mikrovilli sind.

Wie „anregend" sich Parenchymnähe und verstärkte Vascularisation auf die Transformation auswirken, zeigen basalgelegene Zellen der mehrschichtig angeordneten Sproßzellen, die als Zeichen der fortgeschrittenen Umwandlung bereits Lipoidtropfen enthalten.

c) Die Bürstensaum- und Flimmersaumzellen sind nicht die bisherigen Zellen gleichen Namens. Sie sollten deshalb besser Sproßbürstensaumzellen resp. Sproßflimmersaumzellen (Abb. 27a) heißen, da sie eine Zwischenform zwischen den beiden namengebenden Zellen darstellen. Durch nachfolgend geschilderte Umbildungsprozesse stellen sie die Masse der Transformationszellen, die dennoch als Bürstensaum- resp. Flimmersaum-Transformationszellen angesprochen werden, weil dieser Name diese Zellen am besten charakterisiert; sonst stehen sie zwischen den obengenannten sich „überstürzt" transformierenden Sproßzellen und den reifen Bürstensaum- und Flimmersaumzellen, und zwar näher den ersteren. Diese Einschränkung ist bedeutsam, da reife Bürstensaum- und Flimmersaumzellen nur extracapsulär vorkommen, was bei Übertragung auf den Eierstock markwärts außerhalb der Markrindengrenze heißt. In der Nähe des Parenchyms beider Organe werden keine originalen Epoophorontubuli mehr ausgebildet, sondern nur noch frisch gebildete Tubulusbruchstücke, die im Falle vollständiger Transformation ihrer Zellen zu den genannten Interrenal- resp. Interstitialknötchen werden. Ihr gemeinsamer, die Herkunft angebender Terminus technicus wäre Noduli epoophori, und dabei wäre zwischen reifen und unreifen Knötchen zu unterscheiden. Reife Knötchen liegen vor, wenn ihre Zellen Spongiocyten sind und keinerlei Restlumen mehr an ihre Herkunft aus einem Hohlorgan erinnert. Unreife Knötchen verschiedenen Reifegrades liegen vor, wenn um ein Restlumen herum Zellen unterschiedlicher Größe angeordnet sind, deren Klassifizierung von „jungen Transformationszellen" bis zu „jungen Spongiocyten" reicht. Ein Teil eines fast reifen Knötchens mit geringem Restlumen, an das ein junger Spongiocyt grenzt, ist in Abb. 29 zu sehen.

Die Unterscheidung zwischen Bürstensaum- und Flimmersaum-Transformationszellen voneinander und von den extracapsulären Bürstensaum- und

Abb. 28. a Epoophorontubulusausschnitt aus der Nebennierenkapsel einer 12wöchigen Junghenne mit Transformationszellen (*Tr*), Sproßflimmersaumzelle (*Sf*) und Sproßzelle (*Sp*). *Bm* Basalmembran; *Eg* Ergastoplasmazisternen; *I* Interrenalzelle; *Ka* Capillare; *Li* Lipoidtropfen; M_1 Mitochondrien der Transformationszelle; M_2 Mitochondrien der Sproßflimmersaumzelle; *W* Wurzelfüßchen der Cilien. Vergr. ca. 19000 ×. b stärkere Vergrößerung (50000 ×) der großen Mitochondrien und des glatten eR der Transformationszellen. c stärkere Vergrößerung (32000 ×) der kleinen Mitochondrien der Sproßflimmersaumzellen

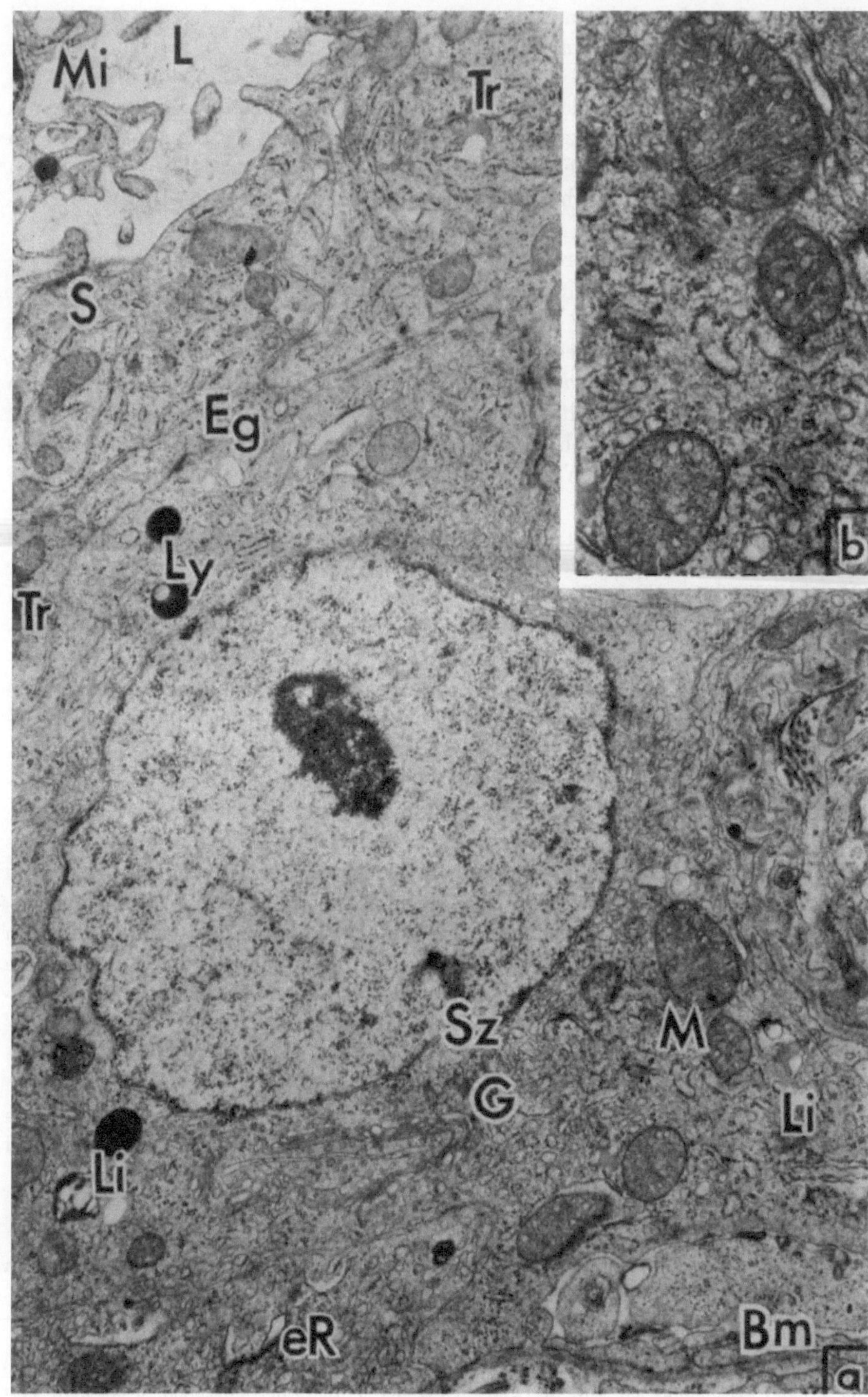

Abb. 29 a u. b

Flimmersaumzellen ist dadurch gegeben, daß sie zwar noch Mikrovilli hier und
Cilien (samt Mikrovilli) dort besitzen, die Mikrovilli hier aber mehr vereinzelt
und unregelmäßig angeordnet sind und die Cilien dort in erheblich geringerer
Anzahl ausgebildet werden. Bis auf den Umstand, daß im Zuge der Umwandlung
nur Flimmersaumzellen ihre Cilien durch Abstoßung oder Einschmelzung verlieren können und sie daran noch längere Zeit als solche kenntlich sind, besteht
bei den nun zu beschreibenden Transformationserscheinungen kein Unterschied
zwischen beiden Zellen.

Als auffälligste Erscheinung der beginnenden Transformation zeigt die Transformationszelle eine Verdoppelung ihrer Zellbreite (Abb. 27a; Tr) gegenüber
einer Sproßzelle. Bei gleichbleibender Höhe von rund 4 μm entsteht dadurch
zunächst eine platte Zelle, deren Höhendurchmesser danach aber (Abb. 29)
bis 10 μm (maximal 16 μm) zunimmt, so daß ein Übergang zum prismatischen
Zelltyp stattfindet. Die Interdigitation wird geringer. In einigen Zellen finden
sich vornehmlich perinucleär gebündelte Filamente mit einem Durchmesser von
40 Å. Der zunächst basozentral gelegene, ovale und chromatinreiche Kern wird
dabei rund und chromatinarm, und er erhält eine centroapikale oder rein apikale
Lage. Seine vordem gewellte Kernmembran wird glatt. Das in Ein- oder Zwei-
zahl vorkommende Kernkörperchen wird größer und bleibt das einzige größere
elektronendichte Kernelement.

Die Mitochondrien zeigen den größten Unterschied gegenüber den außerhalb
der Nebenniere gelegenen Tubulusepithelzellen (Abb. 28—29). Ihre Matrix ist
heller und enthält mehr Granula, und mit 0,5 μm Durchmesser sind sie dreifach
so groß. Ihre Länge hat insofern zugenommen, als sie dort selten und hier fast
durchweg 1,5 μm beträgt. Ihr Prozentsatz am gesamten Cytoplasma steigt dadurch gleich am Anfang bis auf etwa 30% an, der allerdings nicht gehalten wird,
wenn die Zelle größer geworden ist. Mitochondrienvermehrung geschieht durch
Knospung (Abb. 25b).

Die Mitochondrieninnenmembran bildet erstmals und hauptsächlich Tubuli
mit 150—200 Å Durchmesser, die sehr eng aneinanderliegen, zwischen sich aber
auch Platz für lamelläre Cristae lassen. Von Ergastoplasmazisternen umgebene
Mitochondrien sind häufiger.

Der Golgi-Apparat ist wenig größer als in den Flimmersaum- und Bürstensaumzellen der extracapsulären Epoophorontubuli und kann eine infranucleäre
Lage einnehmen. Pinocytosebläschen haben merklich zugenommen. Lysosomen
und multivesiculäre Körper zeigen keine Veränderungen.

Die Ribosomen nehmen bei der Umwandlung in Transformationszellen zunächst zu; bei weiterer Differenzierung zu Spongiocyten erfolgt aber eine Abnahme. Das Verhältnis von rauhem eR zu glattem eR ändert sich mit zunehmender

Abb. 29. a Bildung eines Sprongiocytenknötchens aus Wandepithelzellen eines Epoophorontubulus von einer 16wöchigen Junghenne. Dargestellt sind ein fast reifer Spongiocyt (Sz)
und Transformationszellen (Tr), die ein Lumen (L) begrenzen. Bm Basalmembran; Eg
Ergastoplasmazisternen; eR endoplasmatisches Reticulum; G Golgi-Apparat; Li Lipoidtropfen; Ly Lysosom; M Mitochondrium; Mi Mikrovilli; S Schlußleisten; Vergr. ca. 20000 ×.
b Tubulus-Mitochondrien und glattes eR des jungen Spongiocyten. Vergr. ca.40000 ×

Differenzierung (Abb. 28 und 29). Zunächst überwiegt das rauhe eR. Einige Ergastoplasmaschläuche gehen durch Verlust ihrer Ribosomen direkt in glattes eR über. Mit zunehmender Differenzierung überwiegt das glatte eR (Abb. 29).

Mit der auffälligsten Erscheinung gegen Ende der Transformation schließend, zeigt die Transformationszelle Lipoidtropfen von unterschiedlicher Größenordnung und von mittlerer Elektronendichte (Abb. 27—29; *Li*). Die oft leer erscheinenden, zentral oder exzentrisch gelegenen Areale in den Tropfen sind Folgen der Einbettungsprozedur, bei welcher etwas Lipoid herausgelöst wird. Die meisten und größten Lipoidtropfen befinden sich dabei in den basalen Zellbezirken und sind bis 0,5 μm groß, doch füllen sich mit fortschreitender Reife der Zelle auch die supranucleären Bezirke mit Lipoidtropfen an. Die geringe Zahl von Lipoidtropfen im jungen Spongiocyten der Abb. 29 ist eine Folge der Hormonbehandlung (s. Diskussion), der dieses Tier unterworfen wurde.

Die Hormonbehandlung führt außerdem zu einer erheblichen Vermehrung der Epoophorontubuli. Die soliden Sproßspitzen sind besonders an der Nebennierenkapsel und an der Mark-Rindengrenze des Ovars deutlich vermehrt. Vornehmlich an den soliden Sproßenden nahe dem Parenchym beider Organe zeigt eine größere Anzahl der Zellen als Folge der Hormonbehandlung Transformationserscheinungen. Aber auch im Eierstocksmark beschleunigt die Hormonbehandlung die Transformation der Epoophorontubuli zu Hiluszwischenzellknötchen. Die Veränderungen an den „ausgereiften" Spongiocyten (verschiedener Provenienzen) stimmen im wesentlichen mit Dahls (1971 c) Befunden nach Gonadotropinbehandlung überein.

Zusammenfassung der elektronenoptischen Befunde: Unter den Wandepithelzellen der Epoophorontubuli konnte zwischen Sproß-, Basal-, Bürstensaum- und Flimmersaumzellen unterschieden werden. Im Alter von 12 Wochen kommt es erstmals zu Transformationserscheinungen dieser Zellen in der Nähe des Parenchyms von Nebenniere und Eierstock sowie bei 30% der Hennen im Eierstockshilus. Dabei sind die Sproßzellen nicht nur die Stammzellen der 3 anderen Zellformen, sondern auch aller Transformationszellen. Bürstensaum- und Flimmersaum-Transformationszellen gehen dabei nicht aus ausgereiften Bürstensaum- und Flimmersaumzellen hervor, sondern aus einer Übergangszellform, die diesen Namen rechtfertigt. Experimentelle Hormongaben beschleunigen die Transformationserscheinungen.

V. Diskussion

A. Zur Entwicklung der Epoophorontubuli

Die Umbildung der beim Hühnerembryo bis 3 Tage vor dem Schlüpfen (Wendler, 1965) als Ausscheidungsorgan funktionierenden (Bakounine, 1885; Boyden, 1924; Atwell / Hanan, 1926; Fiske / Boyden, 1926; Hanan, 1927; Hurd, 1928; Schleifer, 1962; Patten, 1964) Urnierenkanälchen zu den Epoophorontubuli ist durch morphologische Veränderungen der Epithelzellen gekennzeichnet. Diese Veränderungen zeigen sich erstens in lokalen Involutionserscheinungen, bei denen Cytoplasmabezirke, die Zellorganellen enthalten, durch Lysosomen eingeschmolzen werden. Zweitens verfallen ganze Epithelzellen der Degeneration und werden als Zelldetritus ins Lumen abgestoßen, und selbst die Degeneration ganzer Tubulusabschnitte ist gelegentlich auf Längsschnitten durch Epoophorontubuli zu erkennen. Ähnliche Umwandlungsprozesse sind nach Stampfli (1951) auch beim Hähnchen nachweisbar. Sie gehen aber entgegen Stampfli (1951) nur scheinbar mit einem Verlust des Lumens der Tubuli einher, weil das Lumen mit Detritusmassen verstopft ist. Drittens gehört zu diesen Veränderungen auch das Auftreten von Flimmerzellen, deren Zahl bis zur Geschlechtsreife zu- und danach etwas abnimmt. Im Alter von 3—4 Wochen erlöschen die Involutions- und Degenerationsprozesse. Danach erfolgt eine bisher nicht beschriebene Sprossung der Epoophorontubuli in 2 Richtungen, deren eine die Eierstocksrinde und deren andere die angrenzende Nebenniere ist. Obwohl damit die Histogenese der Epoophorontubuli aus Urnierenkanälchen als beendet zu betrachten ist und ihr neues „Tätigkeitsfeld" sich schon abzeichnet, ist bemerkenswert, daß die Tubulusepithelien aller Altersstufen vom Embryo bis zum Adulten Zeichen starker Aktivität zeigen. Das zeigt sich durch die vorkommenden Mitosestadien, durch die für Zellblasteme typische Basophilie (Dantschakoff, 1941) und durch den RNS- und DNS-Reichtum.

Beim Menschen erfolgt der Differenzierungsprozeß der Urnierenkanälchen zu den Ductuli efferentes (Holstein, 1969) resp. zu den Epoophorontubuli (Wichmann, 1969) früher als beim Huhn, da nach letztgenanntem Autor bereits im 4. Embryonalmonat in den Epoophorontubuli Kinocilien erscheinen und nach Holstein (1969) die Umwandlung zu den Ductuli efferentes bereits im 8. Embryonalmonat abgeschlossen ist. Postnatal sind nach Beltermann (1965) an den organellenarmen Epoophoronepithelzellen des Menschen im Gegensatz zu den Verhältnissen bei der Henne weder nennenswerte Zellproliferationen noch Zellaktivitäten erkennbar. Auch Sekretionsvorgänge, die bei einigen niederen Säugetieren nach Strauss u. Bracher (1954) und Bracher (1957) auftreten und auch bei wenige Tage alten Küken sowie bei einer hormonbehandelten Henne (Budras unveröff.) erkennbar sind, wurden beim Menschen von Beltermann (1965) nicht beobachtet.

B. Zur Histogenese von Interrenalzellen aus Epoophoronepithelien

Die in Richtung auf die angrenzende Nebenniere sprossenden Epoophorontubuli durchwachsen die Nebennierenkapsel auf langem Wege. Innerhalb und unterhalb dieser Kapsel werden die Sproßzellen direkt oder über Bürstensaumzellen und Flimmersaumzellen indirekt zu Transformationszellen, die schließlich ein aus Spongiocyten bestehendes Interrenalknötchen bilden. Diese beim Huhn bisher nicht gefundenen Knötchen entsprechen den akzessorischen Nebennierenrindenknötchen des Menschen und der Säugetiere (Meyer, 1898; Poll, 1906; Pick, 1926; Pagel, 1929; Bachmann, 1954). Sie sind bei Kindern besonders zahlreich (Landau, 1915). Beim Huhn dagegen sind sie nach Eintritt der Geschlechtsreife am zahlreichsten ausgebildet.

Der Beweis für die Umwandlung der Tubulusepithelien in Interrenalzellen ist lichtmikroskopisch durch lückenlose Übergangsformen gegeben. Elektronenmikroskopische Befunde stützen ihn durch einhergehende Veränderungen der Zellorganellen eindeutig. Der histochemische Nachweis von 3-β-ol-Steroiddehydrogenase weist die akzessorischen Interrenalknötchen epoophorogener Herkunft als Steroidhormonproduzenten aus.

Die lichtmikroskopischen Befunde sollen hier nicht nochmals aufgeführt werden, da es keine zu diskutierenden Literaturangaben gibt. Selbst Müller

(1929), der die Nebenniere des Huhnes und der Taube eingehend untersuchte, betont, daß er nie akzessorische Interrenalknötchen in der Nebennierenkapsel gesehen hat, und er erwähnt auch nichts über Epoophorontubuli. Wegen des kleinen und durch Zelltrümmer verstopften Lumens wurden die Epoophorontubuli des Huhnes während der geschlechtlichen Ruhephase als nur lumenlose Gebilde (Stampfli, 1950) angesprochen. Knouff/Hartmann (1951) bezeichnen entsprechende Tubuli, die in der Nebennierenkapsel des Pelikans direkt neben einem akzessorischen Interrenalknötchen liegen, als „extrinsic ducts of testis", doch stellen sie keinerlei Beziehungen zwischen beiden her. Neben den von mir gefundenen lückenlosen Übergangsformen spricht aber noch folgendes für diese Beziehungen. Es treten nur dort akzessorische Interrenalknötchen auf, wo intracapsuläre Tubuli sind, und die Knötchen fehlen selbst dort, wo die Tubuli noch extracapsulär liegen. Von den Interrenalzellen der Nebenniere unterscheiden sich die der Knötchen durch ihre Basophilie, die sie mit den Transformationszellen gemeinsam haben, und durch ihren meist noch geringeren Lipoidgehalt, der bei den eosinophilen (Freytag, 1964) Interrenalzellen der Nebenniere größer ist. Das stimmt auch damit überein, daß basophile und lipoidarme Zellen in der Zona glomerulosa der Nebenniere von Taube und Säugetieren als junge Zellen angesprochen werden (Miller/Riddle, 1939; Da Costa, 1949; Bloom/Fawcett 1968). Ob diese jungen Zellen aus den Epoophorontubuli hervorgegangen sind, kann nicht geklärt werden.

Bei Diskussion der elektronenoptischen Befunde geht es darum, die einzelnen Transformationserscheinungen mit vorhandenen vergleichbaren Angaben zu konfrontieren. Dabei werden alle 4 Tubulusepithelzellen gesondert abgehandelt, doch so, daß das bei der ersten Zellsorte Erwähnte bei den anderen Zellsorten nicht wiederholt wird.

1. Bürstensaum-Transformationszelle

Die Bürstensaum-Transformationszelle ist eine aus einer Sproßzelle hervorgehende Transformationszelle, die gewissermaßen auf dem Umweg über eine unvollständig ausdifferenzierte Bürstensaumzelle (Sproßbürstensaumzelle) zum Spongiocyten wird.

a) Mikrovilli. Im einzelnen bildet sie zum Beispiel noch zahlreiche Mikrovilli aus, die sich jedoch nicht mehr zu einem typischen Saum anordnen, sondern alsbald weitgehend verlorengehen. Einige wenige Mikrovilli bleiben jedoch erhalten, und damit besitzen sie eine Gemeinsamkeit mit anderen steroidproduzierenden Zellen; denn einige wenige Mikrovilli besitzen auch die Interrenalzellen der subcapsulären Zone des Huhnes (Kjaerheim, 1968a; Halland/Hughes, 1970), der Zona glomerulosa der Säugetiere (Bloom/Fawcett, 1968) und die Leydigschen Zwischenzellen der Maus (Russo, 1971).

b) Intercellularspalt und Schlußleisten. Die zahlreichen lacunenartigen Erweiterungen des Intercellularspalts gehen bei der Umwandlung zu Spongiocyten fast völlig verloren, doch bleibt gelegentlich eine solche Erweiterung erhalten. Ohne erklären zu können, warum das so ist, benennt Kjaerheim (1968a) ebensolche Räume zwischen den Interrenalzellen der subcapsulären Zone des Huhnes.

Die Schlußleisten verhindern wie in exokrinen Drüsenlumina (Farquhar/ Palade, 1963; Porter/Bonneville, 1965; Kern/Ferner, 1971) ein Eindringen des

Lumeninhalts in den Intercellularspalt. Sie sind in den subcapsulären, in Umformung befindlichen Tubuli auch noch vorhanden, werden aber undeutlicher. Sie wurden auch von Dahl (1970a) zwischen den interstitiellen Zellen und von Kjaerheim (1968a) zwischen den interrenalen Zellen in der subcapsulären Zone beschrieben und bestehen ebenso wie in den Tubuli aus Zona occludens und Zona adhaerens. Zwischen den interrenalen Zellen sind sie aber auch nur unregelmäßig vorhanden und wesentlich undeutlicher als in den Tubuli. Im Inneren der Nebenniere werden sie noch undeutlicher oder fehlen ganz. Diese zunehmende Undeutlichkeit der Schlußleisten zwischen den Nebennierenrindenzellen erklärt auch, daß sie von fast allen elektronenoptisch untersuchenden Autoren nicht gefunden wurden. Nur Kjaerheim (1968a) beschreibt sie, jedoch allein in der subcapsulären Zone. Bei Säugetieren wurden Schlußleisten nur bei Ratte (Idelman, 1966) und Meerschweinchen (Sheridan, 1963) beschrieben, während sie bei Maus und Opossum nach Zelander (1959) fehlen, was der Autor später (1964) fälschlicherweise für alle Species angibt.

Nach Kjaerheim (1968b) entsteht zwischen den interrenalen Zellen durch ACTH-Behandlung eine lumenartige Erweiterung mit Materialansammlung, die durch Schlußleisten vom übrigen Intercellularraum separiert wird. Nach meinen Befunden dürften die zwischen den interrenalen Zellen vorkommenden Schlußleisten Reste der einst deutlich ausgebildeten und gleichgebauten Zellverbindungen der Tubulusepithelien sein und auf die Entstehung dieses Teils der interrenalen Zellen aus den Tubuli hindeuten. Für diese Entstehung und gleichzeitige Zentralwanderung spricht auch die zentralwärts zunehmende Undeutlichkeit der Schlußleisten, die im Zentralbereich der Nebenniere nicht mehr vorhanden sind. Möglicherweise deuten die bei einigen anderen Species im Nebennierenparenchym vorkommenden Schlußleisten auf eine epitheliale Genese der betreffenden Zellen hin.

c) Zellkern. Mit der Zellvergrößerung verändert der Zellkern seine Position, indem er bei Tubuluszellen basal, bei Transformationszellen zentral und bei den Spongiocyten apikal liegt. Mit diesem Positionswechsel geht eine deutliche Größenzunahme einher, die auf lichtmikroskopischen Präparaten besser studiert werden kann als nach elektronenmikroskopischer Beurteilung von Ultradünnschnitten, da hier die Schnittebene bei der Beurteilung eine noch größere Rolle spielt. Elektronenoptisch können, einhergehend mit der Größenzunahme, eine Glättung der Kernmembran und eine Abnahme des Chromatins festgestellt werden. Alle 3 Faktoren, nämlich Kernvergrößerung (Kondics, 1965; Olivereau, 1965, 1966; Ball/Olivereau, 1966; Hanke et al., 1967; Kjaerheim, 1968b; Kahri, 1968; Merker/Diaz-Encinas, 1969; Merker, 1969; Dahl, 1971c), Glättung der Kernmembran (Kjaerheim, 1968b; Kahri, 1968; Merker/Diaz-Encinas, 1969; Merker, 1969) und Abnahme des Chromatins (Merker/Diaz-Encinas, 1969; Fawcett, 1969; Dahl, 1971c) sprechen in steroidproduzierenden Zellen für eine Aktivitätszunahme. Bei der Neubildung von steroidproduzierenden Zellen laufen dieselben Umbildungserscheinungen nach Unsicker (1970) und Dahl (1970a) am Kern ab, noch bevor die anderen Zellbestandteile eine Veränderung erfahren (Merker/Diaz-Encinas, 1969). Auch die in den Kernen der Tubuluszellen stets zahlreichen Kernporen sind nach Merker (1969) für aktive Zellen charakteristisch.

Die im Kernplasma der Tubulusepithelien und Transformationszellen vorgefundenen Sphäridien (Dixon, 1970) kommen nach Kjerheim (1968a) auch in den Interrenalzellen und nach Dahl (1970a) auch in den Interstitialzellen vor. Ihre Häufigkeit ist der Zellfunktion umgekehrt proportional, wie Kjaerheim (1968b) nachwies; denn sie nehmen nach ACTH-Stimulierung in den Interrenalzellen ab.

Hinsichtlich des Nucleolus der Interrenalzellen stellt Kjaerheim (1968a) besonders heraus, daß dessen beide Bestandteile, die Pars amorpha und das Nucleolema, sich nicht durchmischen. Nach Dahl (1970a) trifft das auch für die Interstitialzellen des Huhnes zu. Dieses Verhalten fand ich bei allen Tubulusepithelien, so daß hier eine besonders auffällige Übereinstimmung vorliegt. ohne die Bedeutung dieser Abweichung von der Norm (Bernhard, 1966) erklären zu können.

d) Mitochondrien. Die Mitochondrien zeigen die deutlichsten Veränderungen aller Zellorganellen, indem ihre Anzahl durch Knospung (Wohlfahrt-Bottermann, 1966) deutlich zunimmt, ihr Querdurchmesser erheblich (um das Dreifache) wächst und ihre Matrixdichte dabei deutlich abnimmt. Eine größere Anzahl von Mitochondrien ist von Ergastoplasmalamellen umgeben, was mit dem Aufbau zelliger Bestandteile zusammenhängen dürfte und nach Bernhard/ Rouiller (1956), Zaletajeva (1964) und David/Nocon (1969) in regenerierenden Zellen vorkommt. Die Mitochondrieninnenstruktur, die in den Tubuluszellen des Huhnes — gleich den Nebennierenrindenzellen des Igels (Lindner, 1966) — noch eine erhebliche Variationsbreite aufweist, wird einförmiger und dichter, indem in den Transformationszellen überwiegend vorher nicht vorhandene Tubuli auftreten. Daneben bleiben nur wenige Cristae erhalten, so daß der Cristae-Typ in den Cristae-Tubuli-Typ übergegangen ist. Eine ähnliche Zwischenform beschreiben Zelander (1959) und Carsten (1967) in der X-Zone der Nebenniere juveniler Mäuse. Der Tubuli-Vesiculi-Typ als nächste Zwischenform und der Vesiculi-Typ als Endform (Merker, 1969) der dann meist rundlichen Mitochondrien finden sich nur in der Nebenniereninnenzone. Da der Tubuli- und Vesiculi-Typ nach Lindner (1966), Fawcett (1969) und Merker (1969) kennzeichnend für steroidproduzierende Zellen der Wirbeltiere sind und die genannte Typenfolge zugleich eine Reifungsfolge und eine Lokalisationsfolge (von der Peripherie der Nebenniere zu deren Zentrum) ist, kommt dem Vergleich der diesbezüglichen eigenen und fremden Angaben besondere Bedeutung zu. Mit Kondics/Kjaerheim (1966) findet sich subcapsulär überwiegend der Cristae-Tubuli-Typ, den ich auch in den Transformationszellen fand. Subcapsulär zeigt aber die Mehrzahl eine an der Vergrößerung der Tubuli ablesbare Tendenz zum Tubuli-Vesiculi-Typ an, während eine Minderzahl noch zum Cristae-Typ gehört. Letztere kommen in Zellen vor, die wegen ihrer sehr wenigen Lipoidtropfen, zahlreichen Ribosomen und kleinen Mitochondrien mit dunkler Matrix den jungen Transformationszellen zuzuordnen sind, die diesbezüglich den extracapsulären Bürstensaumzellen ähnlicher sind als den Spongiocyten der Innenzone der Nebenniere. Die Mitochondrien-Tubuli der Transformationszellen sind mit 150—200 Å Durchmesser ebensogroß wie die der subcapsulären Interrenalzellen (Kjaerheim, 1968a). Auch diese Kaliberzunahme ist wie die Zunahme der Mitochondrien-Granula kennzeichnend bei der Neubildung steroidproduzierender Zellen (Merker/

Diaz-Encinas, 1969; Dahl, 1970a; Unsicker, 1970), bei deren Stimulierung sie besondere Ausmaße annimmt (Belt/Pease, 1956; Hirshfield/Koritz, 1964, 1966; Straznicky et al., 1966; Lindner, 1966; Kahri, 1968, 1970; Kjaerheim, 1968b; Merker/Diaz-Encinas, 1969; Dahl, 1970c, 1971c).

e) Golgi-Apparat und Filamente. Der Golgi-Apparat, dem keine spezifische Funktion bei der Steroidsynthese zugesprochen wird, verhält sich nach Anordnung seiner Zisternen und Vesikel sowie nach Größe und Lage etwa gleichbleibend in Bürstensaumzellen, Bürstensaum-Transformationszellen und Spongiocyten. Die Anordnung seiner Zisternen und Vesikel läßt keine signifikanten Veränderungen erkennen. Die Größe nimmt etwas zu. Die Größenzunahme ist bei stimulierten Interrenalzellen (Kjaerheim, 1968b) und Interstitialzellen (Merker / Diaz-Encinas, 1969; Dahl, 1970c) noch ausgeprägter, ohne funktionsspezifisch zu sein. Die Lage ist in den extracapsulären Tubulusepithelzellen supranucleär und nur bei Transformationszellen und Spongiocyten gelegentlich infranucleär.

Eine ähnliche Aussage in bezug auf die Unspezifität in steroidproduzierenden Zellen gilt für die perinucleären Filamentbündel. Sie fehlen meistens den 3 Zellgenerationen, gelegentlich kommen sie aber gehäuft vor. Kjaerheim (1968a) beschreibt ebenfalls eine perinucleäre Anordnung in den Interrenalzellen der Henne. Entgegen Kjaerheim (1968a) kommen sie auch in den Nebennierenrindenzellen von Säugetieren vor (Nickerson et al., 1970), wo sie nach Androgengaben vermehrt auftreten. In anderen steroidproduzierenden Zellen der Säugetiere wurden sie ebenfalls nachgewiesen (Unsicker, 1970), sind aber besonders zahlreich in den Hodenzwischenzellen der Vögel (Fawcett, 1969). Sie sollen als Cytoskelet fungieren oder mit der amitotischen Teilung zusammenhängen (Pehlemann, 1968), bei deren frühen Stadien sie gehäuft auftreten (Boddingius, 1970).

f) Endoplasmatisches Reticulum. Dem glatten eR wird für die Steroidproduktion eine wichtige Rolle zugeschrieben, wofür auch seine erhebliche Zunahme nach Stimulierung spricht. In den Transformationszellen war nur in einigen Arealen eine deutliche Zunahme zu konstatieren, ohne die Verbreiterung zu erreichen, die in steroidproduzierenden Zellen anderer Wirbeltiere charakteristisch ist (Bloom/Fawcett, 1968; Fawcett, 1969; Merker, 1969; Schmidt, 1969; Unsicker, 1970; Picheral, 1970; Nussdorfer/Mazzocchi, 1970; Aakvaag, 1970). Auch Halland/Hughes (1970) fanden in den Interrenalzellen von Hühnerembryonen nur sehr wenig glattes eR. Beim Adulten vermehrt es sich in der Innenzone der Nebenniere stärker als subcapsulär (Kjaerheim, 1968a), wo es bei allen Altersklassen spärlich ist. Dieses Gefälle entspricht dem von der Zona glomerulosa zur Zona fasciculata der Säugetiere (Bloom/Fawcett, 1968). Bei diesen Angaben muß aber die Fixation berücksichtigt werden (Merker, 1969: Fawcett, 1969). Ich selbst konnte in neueren Untersuchungen nach Fixierung nach Ito/Karnovsky (Hofmann, persönl. Mitt.) einen wesentlich höheren Gehalt an glattem eR nachweisen als nach Fixierung nach Karnovsky (1965).

Viel rauhes eR und freie Ribosomen enthalten unter den steroidproduzierenden Zellen nur die Granulosaepithelzellen der reifenden Eifollikel und Corpus luteum-Zellen bei Säugetieren (Yamanda/Ishikowa, 1960; Enders, 1962; Nagai et al. 1967) sowie beim Huhn (Wyburn et al., 1966) die Granulosaepithelzellen. Es vermehrt sich noch nach Stimulierung. Für die übrigen steroidproduzierenden Zellen wird bei reichlich vorhandenen freien Ribosomen nur ein spärliches Ergastoplasma angegeben (Kjaerheim, 1968a; Merker/Diaz-Encinas, 1969; Merker, 1969; Unsicker, 1970; Dahl, 1970a). Was hierbei unter reichlich vorhandenen freien Ribosomen zu verstehen ist, kann schwerlich objektiviert werden; so fand ich in reifen Interstitialzellen stets mehr Ribosomen als in reifen Interrenalzellen, und in reifen Interrenalzellen stets weniger als in Bürstensaumzellen, Transformationszellen und jungen Interrenalzellen. Es erscheint logisch, die Eosinophilie der reifen Interrenalzellen und die Basophilie aller anderen genannten Zellen damit in Zusammenhang zu bringen. Gleichzeitig bestärkt die basophile Zellreihe vom Tubulusepithel über die Transformationszellen bis zu subcapsulären jungen Interrenalzellen den ,,Verwandtschaftsgrad" dieser Zellen.

Hierher dürfte auch mein Befund gehören, daß diese 3 Zellarten gelegentlich einige Mitochondrien besitzen, die von einer Ergastoplasmazisterne umkreist werden.

g) Lysosomen kommen wiederum in den Bürstensaumtransformationszellen sowie in ihren Vorstufen und in ihren transformierten Formen vor. Durch ihre flockige Matrix und die umgebende Einheitsmembran sind sie von Lipoidtropfen klar unterscheidbar. Sie geben bezüglich ihrer Elektronendichte kein einheitliches Bild, was auch Fawcett (1969) betont. Charakteristisch scheint ihre Nähe zum Golgi-Apparat zu sein, die auch für steroidproduzierende Zellen der Säugetiere angegeben wird (Bloom/Fawcett, 1968; Fawcett, 1969; Merker, 1969). Ihr Zusammenhang mit der Steroidsekretion ist experimentell erwiesen, da sie nach HCG-Stimulierung in Hodenzwischenzellen abnehmen (Russo, 1971), nach Hemmung der Sekretion jedoch zunehmen (Dahl, 1971b). Das steht im Einklang mit Angaben von Zelander (1959), Sabatini et al. (1962), Luse (1967), Kjaerheim (1968a) und Merker (1969).

Multivesiculäre Körper kommen ebenfalls in der Nähe des Golgi-Apparates der gleichen Zellen vor, was auch Kjaerheim (1968a) für die Interrenalzellen fand. Ihre Funktion ist nach Merker (1965) noch weitgehend ungeklärt; doch könnten sie mit Tiedemann (1971) Vorstufen der Lysosomen sein.

h) Pinocytose und Mikrodesquamation. Die lumenseitige Bildung von Pinocytosebläschen läßt deutlich nach, was mit dem zunehmenden Verlust des Lumens einhergeht. Dagegen nimmt die Zahl der Pinocytosebläschen an der Basalmembran deutlich zu, so daß die Zellmembran hier oft stark zerklüftet ist. Das weist auf einen regen Stoffwechsel hin, wofür auch die zunehmende Vascularisation spricht.

Andererseits ist eine deutliche Substanzabgabe erkennbar. Sie erfolgt einmal durch die Abstoßung der Köpfe der schlanken Mikrovilli unter Erneuerung der Oberflächenmembran. Zum anderen werden keulenartige Zellvorsprünge abgestoßen (abgenabelt), in denen sich ein flockiges Material angesammelt hat. Eine ähnliche Substanzabgabe wird bei den Epithelien des Eileiters und der Ductuli efferentes beim Menschen (Holstein, 1969) und beim Hahn (Lake, 1957) beschrieben, wo ebenfalls Mikrovilli (Stegner, 1961) und sogar ,,erweiterte Cilienköpfe" (Schultka/Scharf, 1963) abgestoßen werden. Wrobel et al. (1970) konnten ähnliches am Cervixepithel des Rinderuterus und Unsicker (1971) an den Markschläuchen des Schweineovars nachweisen. Darf hier von Sekretion gesprochen werden? Da lichtmikroskopisch und histochemisch keine Anreicherung von Sekret wahrnehmbar ist und damit die Kriterien der apokrinen Sekretion (Schieferdecker, 1917; Mathis, 1932; Horstmann/Stegner, 1966) nicht erfüllt sind, sprechen viele Autoren (Jägeroos, 1912; Westman, 1931; Caffier, 1938) in bezug auf Eileiterepithelzellen nur mit Vorbehalt von Sekretion. Ich meine, daß diese Vorgänge überhaupt nichts mit einer Sekretion zu tun haben, die in den Epoophorontubuli junger Küken noch vorkommt. Bei den Transformationszellen liegt eine zunehmend erlöschende Abstoßung von elektronenoptisch kontrastarmen, flockigem Material vor, die zwecks Unterscheidung von sekretorischen Vorgängen als Mikrodesquamation bezeichnet sei.

i) Lipoidbildung. Lipoidtropfen mit mehr oder weniger herausgelöstem Zentrum konnten erst in den Transformationszellen, nicht aber in deren Vorstufen nachgewiesen werden, mit Ausnahme der fettigen Degeneration beim Küken. Sie treten bei der Genese von steroidproduzierenden Zellen in Übereinstimmung mit Unsicker (1970) erst auf, wenn größere Areale von glattem eR gebildet wurden. Die Lipoidtropfen der Transformationszellen besitzen die gleiche mittlere Elektronendichte, gleiche Größe und gleiche intracelluläre Verteilung wie in den interstitiellen Zellen des Ovars (Dahl, 1970a) und in den interrenalen Zellen (Kjaerheim, 1968a), wo sie zwar in den meisten Zellen zahlreicher sind als in den Transformationszellen, aber noch nicht die Häufigkeit wie in der Nebenniereninnenzone erreichen (Müller, 1929; Kar, 1947a). Der noch geringe Lipoidgehalt in den Transformationszellen ist vergleichbar mit entsprechenden Verhältnissen in der sudanophoben Zone der Nebennierenrinde bei Säugetieren (Bachmann, 1954). Er erhöht sich hier nach Stimulierung wesentlich, was Tonutti (1941, 1945) progressive Transformation nennt.

Nach Morita et al. (1961), Langecker/Damrosch (1968) und Merker (1969) stellen die Lipoide Reservestoffe für die Steroidsynthese dar, die wahrscheinlich durch Abspaltung von Acetat (Staudinger/Stoeck, 1954; Dorfman, 1955; Samuels, 1960; Ryan/Smith, 1961; Richardson, 1966; Reynolds, 1966; Langecker/Damrosch, 1968; Neumann, 1971) unter Mitwirkung der Ribosomen (Gaylor/Tsai, 1964) den Grundbaustein für das Cholesterol liefern, aus dem nach übereinstimmenden Angaben Steroide gebildet werden. Entsprechend nimmt nach Stimulierung der steroidproduzierenden Zellen der Lipoidgehalt ab (Morita et al., 1961; Kjaerheim, 1968b; Merker/Diaz-Encinas, 1969; Dahl, 1970c).

2. Flimmersaum-Transformationszellen

Die Flimmersaum-Transformationszellen sind seltene Zellen, die aus Sproßzellen hervorgehen. Ihre Mikrovilli, Zellkerne und Zellorganellen verhalten sich bei der Differenzierung zu Spongiocyten ebenso wie in den Bürstensaum-Transformationszellen, so daß hier wie dort die gleichen Strukturen einem vergleichbaren Umbildungsmodus unterliegen. Nachstehend bleibt daher nur noch anzuführen, was diesbezüglich speziell für die Flimmersaumzellen zutrifft.

Der in den Flimmersaumzellen und Flimmersaum-Transformationszellen vorkommende besondere Lysosomentyp dürfte eine Funktion beim Einschmelzen von Cilienanteilen haben, da er meistens in unmittelbarer Nähe der Basalkörperchen vorkommt. Die Cilien sind in den Flimmersaum-Transformationszellen ebenso wie in den Flimmersaumzellen durch Wurzelfüßchen verankert und besitzen einen vollständigen $(9 \times 2 + 2)$ Tubuluskomplex (Fawcett/Porter, 1954; Hama/Nagata, 1970), der sie zur kinetischen Funktion befähigt (Kern/Ferner, 1971). Welche Funktion die gelegentlich vorkommenden Cilien mit dunkler Matrix und einem Mikrotubuluskomplex von $9 \times 3 + 3$ haben, bleibt unklar. Es sei ausdrücklich betont, daß Querschnitte dieses dunklen Cilientyps auch im Lumen liegen, was meines Wissens bisher nicht beschrieben wurde. Mit zunehmender Differenzierung zu Spongiocyten gehen die Cilien meist vollständig verloren, wobei die freien Cilienenden durch Mikrodesquamation abgestoßen werden. Die Basalkörperchen werden durch Lysosomen eingeschmolzen.

Nach Kjaerheim (1968a) besitzen die interrenalen Zellen der subcapsulären Zone selten Cilien, was ich bestätigen kann. Diese bei Spongiocyten der subcapsulären Zone von mir nur in Einzahl je Zelle beobachteten Cilien ragen in ein nur als Spalt angedeutetes Lumen, das durch Schlußleisten abgegrenzt ist. Die zu diesen Cilien gehörenden Zellen besaßen in einigen Fällen neben dem Basalkörperchen auch denselben besonderen Lysosomentyp, den ich sonst nur in den Flimmerzellen und in Flimmersaum-Transformationszellen fand.

Dieses gemeinsame Vorkommen von Schlußleisten und Cilien an interrenalen Zellen mit dazugehörigem, wenn auch nicht eindeutig bestimmbarem Restlumen (Kjaerheim, 1968b), dürfte als Hinweis auf eine Genese der betreffenden Interrenalzellen aus Epoophoronepithelzellen zu werten sein.

3. Basalzellen

Die Basalzellen im Nebennierenbereich wurden nicht im Stadium von Basal-Transformationszellen angetroffen. Ihr seltenes Vorkommen erklärt dies zureichend. Wenn ich sie im normalen Parenchym der Nebenniere antraf, boten sie das Bild von unveränderten lipoidlosen Zellen an der Basalmembran eines Spongiocytenknötchens der subcapsulären Zone. Das schließt nicht aus, daß sie nicht umbildungsfähig sind; denn die Basalzellen im Eierstock zeigten Transformationserscheinungen nach Hormongaben, was in der Nebenniere aber nicht beobachtet werden konnte.

4. Sproß-Transformationszellen

Die Sproß-Transformationszellen sind möglicherweise nur die jugendlichen Formen der Bürstensaum- und Flimmersaum-Transformationszellen, da ihr Weg bis zum Spongiocyten nicht durch eine zureichende Reihe von Stadien belegt werden konnte. Basalgelegene Zellen eines mehrschichtigen Sproßepithels, die bereits Lipoideinlagerungen zeigen, lassen jedoch vermuten, daß auch eine direkte Umwandlung in Transformationszellen möglich ist.

C. Zur Histogenese von Interstitialzellen aus Epoophoronepithelien

1. Rindenzwischenzellknötchen

Die Rindenzwischenzellknötchen bilden sich an der Markrindengrenze des Ovars aus den Epoophorontubuli. Dabei laufen dieselben Umbildungsprozesse ab wie bei der Bildung von Interrenalknötchen. Die Interstitialknötchen bestehen pro Querschnitt aus 4—10 Spongiocyten, die peripher von einer Basalmembran umgeben sind. In Ausnahmefällen werden sie aber von über 20 Spongiocyten gebildet, die knötchenförmig angeordnet sind. An der Peripherie einiger Spongiocytenknötchen sind auch die lipoidlosen Basalzellen erkennbar, die wie an den Epoophorontubuli gelegentlich durch Desmosomen verankert werden. Es handelt sich wahrscheinlich um die von Dahl (1970a) beschriebenen „Enclosing cells".

die nach experimentellen Gonadotropingaben durch Lipoidaufnahme und Zell-
organellenveränderungen den Spongiocyten sehr ähnlich sind (Dahl, 1971c).
Aufgrund dieses Verhaltens, das ich durch eigene Befunde an hormonbehandelten
Tieren in geringerem Ausmaß bestätigen kann, dürfte es sich um Basal-Trans-
formationszellen handeln. Ob sie normalerweise vorkommen, ist nicht bekannt.
Möglicherweise stellen sie ein Reservoir an Zellen für den „Notfall" dar.

Die aus den Epoophorontubuli hervorgegangenen Interstitialknötchen
sind gewöhnlich nicht mehr von den Interstitialknötchen anderer Genese (s.u.)
zu unterscheiden. Nur die bei einigen Interstitialknötchen noch deutlich erkenn-
baren Schlußleisten oder die selten vorkommenden Cilien oder ein Restlumen
weisen noch auf deren Genese aus Epoophorontubuli hin. Auch Dahl (1971c)
konnte Cilien in einigen Interstitialzellen nachweisen, aber erst nach langan-
dauernden Gonadotropingaben. Dahls Befund könnte nach meinen Ergebnissen
folgendermaßen gedeutet werden: Durch Gonadotropingaben wurde eine über-
stürzte Transformation von Flimmersaum-Transformationszellen zu Spongiocyten bewirkt, die noch Cilien enthalten.

2. Hiluszwischenzellknötchen

Die Hiluszwischenzellknötchen sind beim Huhn bisher unbekannt. Sie wurden
allerdings schon von Brandt (1889) bei einer hahnenfedrigen Henne gesehen,
jedoch aufgrund ihrer Braunfärbung als chromaffine Nebennierenzellen fehl-
gedeutet, worauf am Schluß dieses Kapitels nochmals eingegangen wird. Als
Hiluszwischenzellknötchen der Henne sollen die bei 30% der Hennen im Hilusgebiet des Ovars aus den Epoophorontubuli entstehenden Spongiocytenan-
sammlungen angesprochen werden. Sie besitzen mit den Hiluszwischenzellen
des Menschen (Berger, 1922; Watzka, 1957) und einiger Säugetiere (Katze,
Hund, Wolf: Wieser, 1933; Schwein: Watzka/Eschler, 1933; Unsicker, 1970;
Rind: Wallart, 1933) nicht nur Gemeinsamkeiten. Die Gemeinsamkeiten beziehen sich 1. auf eine gelegentliche Braunfärbung einiger Hiluszwischenzellen
bei Mensch, Säugetier und Henne, die Brandt (1889) als erster sah und auf die
nach Nennung der 1. Abweichung eingegangen sei. 2. bestehen Gemeinsamkeiten
hinsichtlich der engen topographischen Beziehungen der Hiluszwischenzellen
zu den erhalten bleibenden heterosexuellen Kanälchen (Kohn, 1928; Stieve,
1932; Watzka, 1957) des Ovarmarks.

Ehe auf die beiden Abweichungen eingegangen wird, sei an dieser Stelle auf die unterschiedliche Zusammensetzung der heterosexuellen Kanälchen beim Huhn einerseits und bei
Mensch und Säugetier andererseits eingegangen. Bei der Henne werden sie ausschließlich
durch die Epoophorontubuli des Hilusgebietes dargestellt. Bei Mensch und Säugetier bestehen sie außerdem aus dem bei der Henne nicht erhalten bleibenden Rete ovarii des hilusnahen Markgebietes. Welche Bedeutung die Epoophorontubuli bei der Henne haben, nämlich
Interrenalzellen und Rinden- resp. Hilusinterstitialzellen zu liefern, ist das Anliegen dieser
Arbeit, wobei wiederholt betont sei, daß die Epoophoronepithelien nicht der einzige Lieferant
dieser 3 Zellsorten sind. Bei Mensch und Säugetier ist die Frage nach dieser Bedeutung
unter Berücksichtigung der Angaben von Harz (1883) erst noch zu stellen. Hier ist wesentlich,
ob der Rete ovarii-Anteil der heterosexuellen Kanälchen bei Mensch und Säugetier nicht
auch Epoophoronanteile enthält. Ich möchte das mit Wichmann (1917) deshalb annehmen,
weil die Epithelzellen des Rete ovarii nicht selten auch einen Flimmersaum tragen können
(Watzka, 1957). Diese Flimmersaumzellen könnten deshalb Epoophoronepithelien sein, weil
eine Verbindung von Epoophorontubuli mit Reteschläuchen bekannt ist (Weishaupt, 1921;
Kohn, 1926; Wallart, 1930; Patzelt, 1948), deren Wandepithelien sich sehr ähneln sollen

(Franchi et al., 1962). Die Verbindung soll nur frühembryonal vorkommen und sich alsbald wieder lösen (v. Franqué, 1898; Meyer, 1907; Felix, 1911; Schaffer, 1933). Sofern diese Trennung nicht genau an der alten Verbindungsstelle, sondern etwas epoophoronwärts erfolgt, wären Epoophoronepithelien im erhalten bleibenden Rete ovarii erklärlich. Diese Frage auch mit einem Blick auf das Rete testis angehend, dessen Zellen keinen Flimmersaum, sondern nur eine einzelne Cilie tragen (Holstein, 1969), dürften die Zellen des homologen Rete ovarii ebenfalls keinen Flimmersaum tragen. Die Ductuli efferentes wiederum als die Homologa der Epoophorontubuli besitzen einzelne Zellen mit Flimmersaum.

Unsicker (1971) beschreibt bei jungen Schweinen Epithelschläuche mit Flimmersaum, die er für Markschläuche hält und sowohl mit den Granulosaepithelzellen der Eierstockseifollikel als auch mit den Sertoli-Zellen des Hodens auch aufgrund feinstruktureller Übereinstimmung bei adulten Tieren homologisiert. Aber gerade die Anwesenheit des Flimmersaums dürfe die Deutung der Epithelschläuche als Markschläuche in Frage stellen, was auch für die vorgenommene Homologisierung gilt.

Die Abweichungen beziehen sich 1. auf die Lagebeziehungen der Hiluszwischenzellen zu Nerven. Bei Mensch und Säugetier werden die Zellen gelegentlich innerhalb von Nerven zwischen marklosen Neuriten oder innerhalb des Epineuriumfibrocytenmantels angetroffen (Berger, 1922; Unsicker, 1970). Das fand ich beim Huhn nicht. Wie Dahl (1970b) an Rindenzwischenzellen, fand ich an Hiluszwischenzellknötchen, daß sie von feinsten marklosen Nervenfasern umsponnen werden, die die Basalmembran durchdringen und in direkten Kontakt zu Spongiocyten treten. Die Umspinnung ist beim Junghuhn und bei Adulten erheblich ausgeprägter als beim Embryo und Küken (Budras, unveröff.).

Wegen der engen topographischen Beziehungen zu Nerven und wegen der braunen Farbe sind die Hiluszwischenzellen bei Mensch und Säugetier von einigen Autoren für chromaffine Zellen der Nebenniere bzw. für Paraganglien gehalten worden (Migliavacca, 1930; Neumann, 1929; Gatta, 1932; De Winniwarter, 1932). Die Paraganglienzellen und chromaffinen Nebennierenzellen bekommen aber im Gegensatz zu den braunen Hiluszwischenzellen ihren typischen braunen Farbton erst nach chromaffiner Reaktion.

Auch Brandt (1889) hat sich bei seinen Untersuchungen über das Ovar von Hennen mit virilisierenden Erscheinungen vom braunen Farbton der Hiluszwischenzellen täuschen lassen und hat sie fälschlicherweise als chromaffine Nebennierenzellen aufgefaßt. Diese Schlußfolgerung ist erklärlich, weil er seine Schnitte mit Chromsäure behandelte, wodurch die chromaffinen Zellen der Nebenniere den gleichen braunen Farbton annahmen wie die braunen Hiluszwischenzellen, deren Farbe von der Chromsäurebehandlung aber unabhängig ist. Aufgrund meiner Befunde können die sehr genauen Angaben von Brandt (1889) neu gedeutet werden. Er beschreibt und illustriert einen kontinuierlichen Übergang von nach seiner Deutung braunen (chromaffinen) Nebennierensträngen in lumenhaltige Epoophorontubuli. Nach seinen Vermutungen sollen die braunen Zellstränge von der Nebenniere herkommen und in den Nebeneierstock eindringen, was er allerdings wegen fehlender Schnittserien nicht beweisen kann. Mit größter Wahrscheinlichkeit hat Brandt (1889) aber kontinuierliche Übergänge von Epoophorontubuli in braune Hiluszwischenzellen gesehen und abgebildet. Er sah auch im Parenchym der durch die Virilisierung vergrößerten rechten Gonade braune Hiluszwischenzellen, die er allerdings wie im linken Ovar nicht als solche erkannte.

Die 2. Abweichung betrifft die Genese, auf die anschließend eingegangen wird.

D. Zur Embryonal-Entwicklung und postembryonalen Zubildung
von Interrenal- und Interstitialzellen

1. Interrenalzellen

Über die embryonale Entwicklung der Interrenalzellen beim Vogel gibt es ebenso wie bei Mensch und Säugetier (Bachmann, 1954) keine einheitliche Meinung. Nach den meisten Literaturangaben spalten sie sich beim Vogel vom Cölomepithel ab (Hays, 1914; Hamilton, 1952; Romanoff, 1962). Es gibt aber auch Angaben über eine Entwicklung aus der Urniere (Rabl, 1891) oder aus dem mesonephrogenen Blastem (Stanley/Witschi, 1940; Witschi, 1956). Für die Vermehrung der so entstandenen interrenalen Zellen dürften Mitosen nach Kar (1947a) nur im embryonalen Leben eine größere Rolle spielen, da er postembryonal keine Mitosen nachweisen konnte. Das bestätigt auch Kjaerheim (1968b), der aber nach fünftägigen experimentellen ACTH-Gaben gelegentlich Mitosen sehen konnte.

Die postembryonale Zellzubildung aus fibroblastenähnlichen Zellen der Nebennierenkapsel wird von Zwemer et al. (1938), Stieve (1947), Rotter (1949), Bachmann (1954) und Kahri (1968) für Mensch und Säugetier und von Knouff/ Hartman (1951) für den Pelikan angegeben und ist allgemein anerkannt. Experimentell bewiesen ist auch die postembryonale Umbildung von Cölomepithel (über Zellen mit typischem Bindegewebszellcharakter) in funktionierende Nebennierenrindenzellen bei adrenektomierten Ratten (McFarland, 1945; Gaut/ Eversole, 1949). Zu diesen Möglichkeiten kommt beim Huhn als weitere (bisher unbekannte) Möglichkeit die Zubildung von Interrenalzellen durch die Transformation von Epoophoronepithelzellen, wie die in dieser Arbeit aneinandergereihten Befunde belegen. Während die ebengenannten Cölomepithelabkömmlinge aber über eine Rückwandlung in Bindegewebszellen zum Ziele gelangen, liegt hier ein Umweg des mesonephrogenen Blastems (Witschi, 1956) über Tubulusepithelien vor. Die von Aichel (1900) und Pick (1901) für den Menschen behauptete gleiche Möglichkeit dürfte nunmehr in einem anderen Licht erscheinen und einer neuerlichen Überprüfung wert sein.

Begünstigend für dieses Geschehen beim Huhn ist zweifellos die leblange enge topographische Nachbarschaft von Epoophoron und Nebenniere, die bei Mensch und Säugetier nur frühembryonal gegeben ist. Ob diese damit im Zusammenhang steht, daß die akzessorischen Interrenalknötchen beim Huhn mit zunehmendem Alter zahlreicher werden, während sie beim Menschen nur im Kindesalter zahlreich sind (Landau, 1915; Bachmann, 1954), muß offen bleiben. Möglicherweise wurden die von Sick (1903) in der Nebennierenkapsel des Menschen beschriebene Cyste mit Flimmerepithelauskleidung durch versprengte und cystös entartete Urnierenreste verursacht, wie es ähnlich auch Bachmann (1954) vermutet.

Damit sind zum Abschluß dieses Kapitels die in der Nebenniere vorkommenden Hohlräume angesprochen. Ohne auf pathologisch bedingte Hohlräume einzugehen, erscheint der Hinweis wichtig, daß sich Mensch und Huhn hier ähnlich konträr verhalten wie hinsichtlich des Vorkommens von akzessorischen

Interrenalknötchen. Beim Menschen treten ab 3. Monat in den Außenbezirken der Nebennierenrinde follikuläre Lumina auf (Laguesse, 1911; Da Costa, 1928), die im nächsten oder übernächsten Monat aber wieder verschwinden (Hett, 1925). Beim Huhn dagegen besitzt die Nebenniere embryonal keine Lumina (Willier, 1930; Hamilton, 1952; Romanoff, 1962), während ich solche postembryonal nicht nur elektronenoptisch, sondern auch lichtoptisch nachweisen und als Restlumina von Epoophorontubuli bestimmen konnte. Selbst nach dem Zusammenfluß von akzessorischen Interrenalknötchen mit dem Nebennierenparenchym können solche Restlumina erhalten bleiben, die vielleicht von Latimer/Landwer (1925) schon gesehen wurden.

2. Interstitialzellen

a) Die Rindeninterstitialknötchen und einzeln liegende interstitielle Spongiocyten erscheinen bereits bei 8—10 Tage alten Embryonen im Mark des linken (Narbaitz/Sabatini, 1963; De Simone-Sontoro, 1969) und des rechten (Budras, unveröff.) Ovars. Sie bilden sich nach meinen Befunden entweder aus Mesenchymzellen oder mit Fell (1924) und Benoit (1926) durch Umwandlung von Epithelzellen der lacunenartig erweiterten Markschläuche. Mitosen fand ich in den Spongiocyten nur beim Embryo. Nach Firket (1914) erfolgt postembryonal eine Neubildung von Interstitialknötchen aus Fibrocyten des Stroma ovarii. Nach den in dieser Arbeit niedergelegten Befunden kommen die Epoophoronepithelzellen als weitere Quelle für Interstitialknötchen hinzu.

Berücksichtigt man die Auffassungen von Witschi (1956) über die Entstehung des gesamten Ovarmarks einschließlich der Interstitialknötchen aus dem mesonephrogenen Blastem, dann wird bei der Genese aus Tubulusepithelzellen, die demselben Blastem entstammen, wiederum nur ein Umweg beschritten.

Über die Genese der steroidproduzierenden Zwischenzellen bei Mensch und Säugetier bestehen unterschiedliche Meinungen. Sie variiert nach Beltermann/Stegner (1968) bei den einzelnen Species. Nach den meisten Literaturangaben entstehen die Zwischenzellen aus bindegewebigen Elementen (Romeis, 1922; Testa, 1929; Fischel, 1930; Novak, 1930; Stieve, 1930b; Politzer, 1933; Seiferle, 1937; Kingsbury, 1939; Dubreuil, 1950; Aron/Aron, 1952; Watzka, 1957; Beltermann/Stegner, 1968; Merker/Diaz-Encinas, 1969; Unsicker. 1970). Dagegen leiten Nussbaum (1890), Kohn (1926), Geller (1930), Salazar (1932), Dawson/McCabe (1951) und Beltermann/Stegner (1968) sie ausschließlich oder nur teilweise (Beltermann/Stegner, 1968) von epithelialen Zellen der Markschläuche oder des Keimepithels ab.

Die Angaben von Harz (1883) und Chiarugi (1885) über die Entstehung von Interstitialzellen aus Epoophoronepithelien bei Säugetieren stimmen mit meinen Befunden beim Huhn überein und dürften von erneutem Interesse sein.

b) Die Hiluszwischenzellknötchen gehen beim Huhn, wo sie bisher nicht bekannt waren, ausschließlich aus den Epoophoronepithelzellen hervor. Bei Mensch und Säugetier entstehen sie nach den meisten Literaturangaben aus Fibroblasten (Watzka, 1957). Es liegt auch eine Angabe über die Genese aus eingesenkten und sekundär abgeschnürten Keimepithelzellen vor (Kohn, 1928). Eine diskussionswürdige Gegenüberstellung besteht danach nicht.

E. Zur funktionellen Bedeutung der epoophorogenen Spongiocyten

Aufgrund der morphologischen Befunde und des positiven Ausfalls der 3-β-ol-Steroiddehydrogenasereaktion können die Spongiocyten epoophorogener Herkunft als Steroidhormonproduzenten angesprochen werden.

Die 3-β-ol-Steroiddehydrogenase ist in Zusammenwirkung mit einer Isomerase imstande, ein Steroidhormon mit einer Hydroxylgruppe in der 3-β-Stellung und einer Doppelbindung in Δ5-Stellung in ein Steroid mit einer Δ^4-3 Cetogruppe zu überführen (Baillie et al., 1966; Hall, 1970). Die Δ^4-3 Cetogruppe ist in biologisch aktiven Hormonen wie z.B. Progesteron, Androstenedion, Testosteron, Hydrocortison, Corticosteron und Aldosteron enthalten. Vor allem Progesteron spielt eine wichtige Rolle als Intermediärprodukt bei der Synthese der Nebennierenrindenhormone sowie bei der Synthese von Androgen und Oestrogen (Bersin, 1959; Neumann et al., 1970; Neumann, 1971). Aufgrund der Anwesenheit von 3-β-ol-Steroiddehydrogenase kann aber die Frage, ob Nebennierenrindensteroide oder Geschlechtssteroide gebildet werden, nicht beantwortet werden.

Doch die Tatsache, daß alle Spongiocyten (auch diejenigen, welche meinen Befunden zufolge epoophorogener Provenienz sind) experimentell durch gonadotrope Hormone stimuliert werden können, beschränkt diese funktionelle Deutung auf die Produktion von Geschlechtssteroiden, was auch für die Interrenalzellen epoophorogener Herkunft gilt (s.u.). Geschlechtssteroide sind im Blut der Henne in erheblicher Menge nachzuweisen (Fraps, 1948; Layne et al., 1957; Chieffi/Botte, 1965; Höhn/Cheng, 1967; Burns, 1970). Sie beeinflussen unter anderem

a) die Ovulation (Fraps, 1965; Nelson/Nalbandov, 1967; Jöchle, 1969; Hahn/Neumann, 1969),

b) den Eileiter (Oades/Brown, 1965; Brown, 1966; Jöchle, 1969; Hahn/Neumann, 1969),

c) die Eischalenbildung (Diamantstein/Schlüns, 1964; Jöchle, 1969) und

d) den Schlüpfmuskel (Smail, 1964; Brooks/Ungar, 1967; Hahn/Neumann, 1969).

Als Hauptquelle für diese Geschlechtssteroide werden einhellig die Eierstockzwischenzellen angesprochen. Das steht im Einklang damit, daß im Granulosaepithel der präovulatorischen (Narbaitz/Kolodny, 1963; Wyburn et al., 1966; Jöchle, 1969) und postovulatorischen Eierstocksfollikel (Narbaitz/Kolodny, 1963; Floquet/Crignon, 1964; Aitken, 1966) nur eine geringe Steroidproduktion von untergeordneter Bedeutung (Van Tienhoven, 1961) nachzuweisen ist[4].

Im Hinblick auf die Zwischenzellen des Ovars bedeutet in diesem Zusammenhang mein Nachweis, daß es auch solche Zellen gibt, die dem Epoophoron entstammen, nur die Existenz einer zusätzlichen Quelle für Eierstockzwischenzellen, die allerdings leblang sprudelt.

---

4 Dieser Nachweis steht im Zusammenhang mit der Frage, ob der Vogel ein Corpus luteum hat oder nicht. Sie wird von Hett (1923) für die Dohle bejaht, für das Huhn aber verneint (Hett, 1923, 1924; Yocom, 1924; Davis, 1942; Wenzel, 1959; Franchi, 1962; Aitken, 1966; Guzal, 1966; Langecker/Damrosch, 1968; Jöchle, 1969; Dahl, 1971a). Ich meine, daß die vergleichend-anatomisch-physiologischen Kenntnisse noch nicht ausreichen, um hier eine differenzierte Stellungnahme zu beziehen.

In bezug auf die Interrenalspongiocyten epoophorogener Abkunft bin ich der Meinung, daß auch sie im Dienst der Produktion von Geschlechtssteroiden stehen. Diese Meinung stützt sich auf 5 Sachverhalte, die die akzessorischen Interrenalknötchen betreffen.

1. Sie unterscheiden sich formal und färberisch (Basophilie) nicht von Interstitialknötchen, wohl aber von den eosinophilen übrigen Interrenalzellen.

2. Sie ändern ihr Aussehen in Abhängigkeit vom Funktionszustand des Ovars ebenso wie die Interstitialknötchen. Beim Junghuhn und bei der Legehenne stellen sie die funktionell aktive Form dar, die verhältnismäßig wenig Fett und viel Mitochondrien enthält. Im Mauserstadium und bei der Glucke liegen die Interstitialknötchen und die akzessorischen Interrenalknötchen in Ruheform mit übermäßig viel Fett und sehr wenig Mitochondrien vor (Budras, unveröff.). Entsprechend ist auch während der Brütigkeit ein verhältnismäßig geringer Gehalt an Progesteron im Blut nachweisbar (Langecker/Damrosch, 1968).

3. Sie lassen sich, solange sie sich in der Nebennierenkapsel im Entwicklungsstadium befinden, durch gonadotrope Hormone zur schnelleren Transformation stimulieren. Ihre tumoröse Entartung (s. u.) hat möglicherweise den gleichen Effekt.

4. Bei tumoröser Entartung der Nebenniere der Henne (McGowan, 1930, 1936; v. Buddenbrock, 1950; Sturkie, 1965) werden vermehrt Geschlechtssteroide gebildet, die zu virilisierenden Erscheinungen führen. Die Angaben und Abbildungen von McGowan (1930, 1936) sprechen dafür, daß die Tumoren ihren Ausgang von den Epoophorontubuli genommen haben, denn das Tumorgewebe ist durch fettarme Zellen charakterisiert, die große Lumina begrenzen, was in der normalen Nebenniere nicht vorkommt[5].

5. Sie lassen sich weder durch ACTH resp. Dexamethason noch durch Hypertensin resp. Aldosteron beeinflussen, was gegen eine Synthese von Nebennierenrindenhormonen spricht (Budras, unveröff.).

Durch den Nachweis von geschlechtshormonproduzierenden Interrenalzellen bei der Henne können die Angaben von Latimer/Landwer (1925), Sauer/Latimer (1931) und Kar (1947a) über einen Sexualdimorphismus mit Überwiegen des interrenalen Gewebes bei der Henne und des chromaffinen Gewebes beim Hahn durch konkrete Fakten belegt werden. Ein Teil der bei der Henne überwiegenden Interrenalzellen geht aus den Epoophoronepithelzellen hervor. Weitere Angaben über einen Sexualdimorphismus führen Lisi (1924) und Müller (1929) an, da sie bei der Henne mehr sympathische Ganglienzellen in der Nebenniere nachweisen konnten als beim Hahn. Den morphologischen Daten über enge Beziehungen zwischen Nebenniere und Ovar stellt Hewitt (1947) funktionelle Beziehungen zwischen Ovar und Nebenniere gegenüber. Er beschreibt engere funktionelle Beziehungen zwischen Nebenniere und Ovar bei der Henne als zwischen Hoden und Nebenniere beim Hahn. Bei der Henne konnte er bei linksseitiger Kastration die Bildung eines Hodens aus der rechten rudimentären Gonade nur unter Einfluß der Nebenniere induzieren. Bei beidseitig adrenektomierten Hühnern und linksseitiger Kastration zeigte die rechte rudimentäre

---

5 Vergleiche hierzu die Angaben von Ribbert (1904) über die Bedeutung der Hohlräume bei der Herkunftsdeutung von Grawitzschen Tumoren.

Gonade keine Veränderungen. Bei der weiblichen Taube konnte Riddle (1929) periodische 7—11 Tage andauernde Nebennierenvergrößerungen um 40% während der Ovulationsperiode nachweisen, was Steckhahn (1941) bestätigte resp. durch Angaben über Veränderungen während der Legezeit, Brutzeit und Mauser noch ergänzte. Beim Hahn bestehen nach Hewitt (1947) unter normalen Bedingungen nicht so enge Beziehungen zwischen Gonaden und Nebennieren wie bei der Henne. Aber unter abnormen Bedingungen werden auch beim Hahn die Beziehungen zueinander deutlicher. Sie zeigen sich in Nebennierenvergrößerungen bei Unterentwicklung der Hoden (Dakin/Hamilton, 1928) resp. nach der Kastration durch Nebennierenveränderungen im kompensatorischen Sinne (Pezard/Caridroit, 1922; Kar, 1947b). Die erheblich hypertrophierten Nebennieren übernehmen nach Kar (1947b) einige Zeit nach der Kastration die Produktion von männlichen Sexualhormonen. Als Beweis führt Kar (1947b) das Verhalten der Glandula uropygialis an, die nach der Kastration degeneriert, bei alten Kapaunen aber histologisch fast wieder normal erscheint. Im Laufe der Zeit ist nach seinen Angaben die Produktion androgener Stoffe in der Nebenniere so stark geworden, daß die sekundären Geschlechtsmerkmale beeinflußt werden. Welche Rolle dabei die in der Nebennierenkapsel vorkommenden „Extrinsic ducts of testis" (Knouff/Hartmann, 1951) spielen, welche Ductuli efferentes aberrantes darstellen, sollen angelaufene Untersuchungen klären helfen.

Die Frage nach Art der zu produzierenden Geschlechtssteroide kann aufgrund morphologischer Kriterien nicht beantwortet werden. Möglicherweise werden Progesteron, Oestrogen und Androgen von ein und derselben Zellart gebildet, was auch bei den Säugetieren vermutet wird (Ryan/Smith, 1965; Langecker/ Damrosch, 1968; Merker/Diaz-Encinas, 1969).

Die unterschiedliche Lage in der Nebenniere, im Ovarparenchym, im Ovarmark oder im Ovarhilus könnte von ausschlaggebender Bedeutung für die Art der produzierten Hormone sein. Ein eindrucksvolles Beispiel für die Bedeutung der Lagebeziehungen geben die primordialen Keimzellen in der rechten Gonade des Kükens. Wird nämlich das linke Ovar entfernt, so bildet sich in der Regel aus der rechten Gonadenanlage ein Hoden, weil sich die Masse der primordialen Keimzellen im Mark befindet. Liegt aber die Masse der primordialen Keimzellen ausnahmsweise in dem unterentwickelten Cortex, dann entsteht nach Kastration aus der rechten Gonadenanlage ein Ovar (Dantschakoff, 1941).

Die im Hilusgebiet des Ovars gelegenen Hiluszwischenzellen können wie bei Mensch und Säugetier (Watzka, 1957; Unsicker, 1970) als androgenproduzierende Zellen angesprochen werden, wofür die Angaben von Brandt (1889) sprechen. Er hat nämlich bei alten Hennen mit Hahnenfedrigkeit eine große Anzahl von Hiluszwischenzellen beschrieben, die er allerdings für chromaffine Nebennierenzellen hielt. Die als senile Hyperplasie der Hiluszwischenzellen zu deutenden Befunde dürften für eine hohe Androgenproduktion verantwortlich sein, die das Erscheinungsbild der Hahnenfedrigkeit bedingt.

Für die akzessorischen Interrenalknötchen und für die Rindenzwischenzellen epoophorogener Herkunft gibt es keine Anhaltspunkte, die eine Aussage über die Art der zu produzierenden Geschlechtssteroide rechtfertigen.

Die durch Wucherung der Epoophorontubuli (Boring/Pearl, 1918) verursachten Ovarialtumoren (und Nebennierentumoren, s.o.), die mit vermehrter

Spongiocytenneubildung und mit Virilisierung einhergehen (Crew, 1923; Mc-Gowan, 1936; Kästner, 1959), können entgegen Unsicker (1970) nur mit Vorbehalt zur Klärung der normalen Funktion von Spongiocytenknötchen herangezogen werden, da pathologisch bedingte Veränderungen des Enzymmusters in der Zelle bekannt sind (Jailer, 1953; Zander, 1960; Bierich, 1961; Neumann, 1971).

Nach Angaben von Boring/Pearl (1918) ist das Epoophoron wegen seiner möglichen tumorösen Entartung in Verbindung mit Virilisation bedeutsam für die Pathologie. Daß diese Erscheinung in neuester Zeit von untergeordneter Bedeutung ist, dürfte daran liegen, daß die Hühner heutzutage kein hohes Alter mehr erreichen. Mit zunehmendem Alter nimmt aber die Tendenz zur tumorösen Entartung und zur damit verbundenen Geschlechtsumkehr zu (Brandt, 1889). In der Vergangenheit spielte die Geschlechtsumkehr eine erhebliche Rolle, denn bereits Aristoteles (zit. nach Brandt, 1889) beschreibt eine Henne mit Hahnenfedrigkeit, und nach Dantschakoff (1941) mußte im Mittelalter eine Henne, die eine andere Henne begattete, wegen geschlechtlicher Perversion ihr Leben auf dem Scheiterhaufen lassen.

Das Epoophoron der Henne ist nach alledem kein sich in Rückbildung befindliches Organ. Als Quelle für geschlechtshormonproduzierende Spongiocyten ist es vielmehr von besonderer Bedeutung, weil bei der Henne hormonproduzierende Thekaluteinzellen (eines Corpus luteum) unbekannt sind und die Geschlechtssteroidproduktion seitens der Follikel-Granulosazellen von untergeordneter Bedeutung ist. Deshalb ist ein ständiger Nachschub seitens hierzu befähigter Zellen notwendig, der sowohl für die Interstitialzellen als auch für die Interrenalzellen erfolgt. Die epoophorogenen Interrenalzellen der subcapsulären Zone der Nebenniere können daher aufgrund des Nachweises ihrer Gonadotropinabhängigkeit mit Botella-Llusia (1953), der die Nebennieren der Säugetiere so nennt, als kompensatorische „dritte Gonade" aufgefaßt werden.

Zusammenfassung

Die Epoophorontubuli liegen bei wenige Tage alten Küken zwischen Nebenniere und Ovar. Ihr enges Lumen ist durch Zelltrümmer, Cilien und Mikrovilli vollkommen verstopft und deshalb lichtmikroskopisch schwer darstellbar. Bei Junghennen wachsen die Epoophorontubuli in die Nebenniere und in den Eierstock hinein.

In der Nebennierenkapsel und an der Markrindengrenze des Ovars kommt es zur Umwandlung von Epoophorontubuli in Interrenalknötchen resp. Interstitialknötchen. Im Eierstock erfolgt außerdem bei 30% der Hennen eine Umwandlung in Zwischenzellknötchen im Hilusgebiet. Damit stellen die Epoophorontubuli eine zusätzliche Quelle für steroidproduzierende Zellen dar. Diese Zellen weisen eine positive 3-β-ol-Steroiddehydrogenasereaktion auf.

Aufgrund elektronenoptischer Befunde kann unter den Wandepithelzellen der Epoophorontubuli zwischen Basal-, Bürstensaum-, Flimmersaum- und Sproßzellen unterschieden werden. Von den Bürstensaumzellen und Flimmersaumzellen werden Zellbestandteile abgestoßen. Dieser Vorgang wird zur klaren Unterscheidbarkeit von apokrinen Sekretionsvorgängen Mikrodesquamation genannt. Die Sproßzellen sind die Stammzellen der drei anderen Zellformen und aller Transformationszellen.

Bei der Transformation kommt es zur Zellvergrößerung, Kernverlagerung, Kernvergrößerung mit Abrundung und Glättung der Kernmembran, Vermehrung und Vergrößerung der Mitochondrien, Umwandlung in den Tubuli-Typ, Vermehrung des glatten eR, Vergrößerung des Golgi-Apparates sowie Bildung von Lipoidtropfen. Die Transformationszellen gehen nicht aus ausgereiften Bürstensaum- und Flimmersaumzellen hervor, sondern aus einer Übergangsform, die nur wenige Mikrovilli resp. Cilien besitzt.

Durch experimentelle Hormongaben werden Sprossung und Transformation stimuliert. Die Hormonwirkung kann durch die operative Entfernung der Bursa fabricii gesteigert werden. Die Rinden-Interstitialknötchen, die Hilus-Interstitialknötchen und die Interrenalknötchen produzieren Geschlechtssteroide. Aussagen über die Art der zu produzierenden Geschlechtssteroide können nur für die Hiluszwischenzellen gemacht werden. Sie sind als Androgenproduzenten zu werten.

Das Epoophoron ist besonders bei älteren Hennen wegen seiner Tendenz zur tumorösen Entartung mit einhergehender Geschlechtsumkehr für die Pathologie bedeutsam.

The Epoophoron of the Hen and the Transformation of its Epithelium Cells inside of the Interrenal- and Interstitial Cells

Summary

The tubuli of the epoophoron of few day old chicks are located between the suprarenal gland and the ovary. Their narrow cavity is blocked completely by cellular debris, cilia and microvilli and can scarcely be demonstrated by a normal light microscope. The epoophoron tubuli of the hen grows into the suprarenal gland and the ovary. Inside of the capsule of the suprarenal gland and at the borderline of the ovary's marrow and cortex the transformation of the epoophoron tubuli into the interrenal nodules, respectively the interstitial nodules is taking place. Inside of the ovary of about 30% of the hens a transformation into cellular nodules can be observed around the hilus area. The epoophoron tubuli by these means present and additional source of steroid producing cells. These cells show a positive reaction for the presence of 3-β-ol-steroiddehydrogenase.

By the way of electro-optical findings differentiation between the wall epithelium of the epoophoron tubuli and the basal-, brush-edged-, glimmer-edged- and scion cells can be obtained. Cellular elements of the brush-edged as well as glimmer-edged cells are discharged. This incident clearly prooves the difference from apocrine secretion and is pronounced microdesquamation. The scion cells are the mother cells of the three types of cells and of all the transformation forms of cells. Within this transformation cell-enlargement, nucleus dislocation, rounding and smoothing of the nucleus' membrane, multiplication and enlargement of the mitochondria, transformation into the tubuli-type multiplication of the smooth eR, enlargement of the Golgi-apparatus as well as formation of Lipoiddrops occurs. The transformative cells do not originate from the matured brush-edged and glimmer-edged cells, but from a transmutant form that owns only few microvilli or cilia.

By experimental application of hormones the proliferation and transformation will be stimulated. The effect of hormonal application can be intensified by surgical removal of the bursa fabricii. The interstitial nodules of the cortex and hilus as well as the interrenal nodules produce sex-steriods. Definition of the type of sex-steroid produced, can only be determined for the inter-hilus-cells. They are equivalent to the androgen producers.

The epoophoron especially of older hens is remarkable from the pathological point of view, because of its tendency towards tumorous degeneration accompanied by sexual conversion.

Literatur

Aakvaag, A.: Steroid formation in porcine ovarian tissue in vitro. Effect of HCG. Acta endocr. (Kbh.) **63**, 441—453 (1970).

Aichel, O.: Vergleichende Entwicklungsgeschichte und Stammesgeschichte der Nebennieren. Arch. mikr. Anat. **56**, 2—71 (1900).

Aitken, R. N. C.: Postovulatory development of ovarian follicles in the domestic fowl. Res. vet. Sci. **7**, 138—142 (1966).

Aron, M., Aron, C.: La glande thécale de l'ovaire de cobaye. Arch. anat. micr. Morph. exp. **34**, 27—41 (1952).

Aschoff, L.: Über die Lage des Paroophoron. Verh. dtsch. path. Ges. **2**, 435—440 (1899).

Aschoff, L.: Über das Vorkommen chromaffiner Körperchen in der Paradidymis und in dem Paroophoron Neugeborener und ihre Beziehungen zu den Marchadschen Nebennieren. Orth-Festschr. 383—391 (1903).

Atwell, W. J., Hanan, E. B.: The time during which the mesonephros and the metanephros of the developing chick are able to store trypan blue. Anat. Rec. **32**, 228 (1926).

Bachmann, R.: Blutgefäß- und Lymphgefäßapparat und innersekretorische Drüsen. In: Möllendorff, W. v., Handbuch der mikroskopischen Anatomie des Menschen, Bd. VI/5. Berlin-Göttingen-Heidelberg: Springer 1954.

Baillie, A. H., Ferguson, M. M., Hart, D. Mc. K.: Developments in steroid histochemistry. London-New York: Academic Press 1966.

Bakounine, S.: Sur l'activité secrétice des épithelium de Wolff et des épitheliums renaux dans les premières jours de développement embryonaire. Arch. ital. Biol. **23**, 350—354 (1895).

Balfour, F. M.: On the origin and history of the urogenital organs of vertebrates. J. Anat. (Lond.) **10**, 17—48 (1876).

Balfour, F. M., Sedgwick, A.: On the existence of a head-kidney in the embryo chick, and on certain points in the development of the Müllerian Duct. Quart. J. micr. Sci. **19**, 1—20 (1879).

Ball, J. N., Olivereau, M.: Identification of ACTH cells in the pituitary of two teleosts, Poecilia latipinna and Anguilla anguilla: correlated changes in the interrenal and in the pars distalis resulting from administration of metopirone (SU 4885) Gen. comp. Endocr. **6**, 5—18 (1966).

Belt, W., Pease, G. P.: Mitochondrial structure in sites of steroid secretion. J. biophys. biochem. Cytol. **2** (Suppl.), 369—371 (1956).

Beltermann, R.: Elektronenmikroskopische Untersuchungen am Epoophoron des Menschen. Arch. Gynäk. **200**, 275—284 (1965).

Beltermann, R., Stenger, H. E.: Elektronenmikroskopische Untersuchungen an den Ovarien neugeborener Mäuse nach Behandlung mit humanem hypophysärem Gonadotropin (HCG). Acta endocr. (Kbh.) **57**, 279—288 (1968).

Benoit, J.: Sur l'origine des cellules interstitielles de l'ovaire de la poule. C.R. Soc. Biol. (Paris) **94**, 873—875 (1926).

Berger, L.: Sur l'existence d'une glande ovarienne, homologue de la glande interstitielle testiculaire. C.R. Acad. Sci. (Paris) **175**, 498—500 (1922).

Bernhard, W.: Ultrastructural aspects of the normal and pathological Nucleolus in mammalian cells. Nat. Cancer Inst. Monogr. **23**, 13—38 (1966).

Bernhard, W., Bauer, A., Guerin, M., Obering, C.: Etude au microscope électronique de corpuscules d'aspect virusal dans les epitheliomas mammaires de la souris. Bull. cancer (Paris) **13**, 163—171 (1955).

Bernhard, W., Rouiller, Ch.: Close topographical relationship between mitochondria and ergastoplasma of liver cells in a definite phase of cellular activity. J. biophys. biochem. Cytol. **2**, Suppl. 73—78 (1956).

Bersin, Th.: Biochemie der Hormone. Leipzig: Geest und Portin 1959.

Bertram, B.: Betrachtungen über Adenomknötchen an den Nebennieren Neugeborener und über Tumoren der Nebennieren. Orth-Festschr. 391—396 (1903).

Bierich, J. R.: Adrenogenitales Syndrom. In: Coverzier, C. (Hrsg.) Die Intersexualität. Stuttgart: Thieme 1961.

Bloom, W., Fawcett, D. W.: A textbook of histology. Philadelphia-London-Toronto: Saunders Co. 1968.

Boddingius, J.: Zit. nach Unsicker (1970).

Boring, A. M., Pearl, R.: Sex studies. XI. Hermaphrodite birds. J. exp. Zool. **25**, 1—48 (1918).

Bornhaupt, Th.: Untersuchungen über die Entwicklung des Urogenitalsystems beim Hühnchen. Diss. Dorpat 1867.

Botella-Llusia, J.: Nebenniere und Genitale. Arch. Gynäk. **183**, 73—130 (1953).

Boyden, E. A.: An experimental study of the development of the avian cloaca, with special reference to a mechanical factor in the growth of the allantois. J. exp. Zool. **40**, 437—464 (1924).

Bracher, F.: Der Cyclus des Goldhamster-Epoophorons. Z. Anat. Entwickl.-Gesch. **120**, 201—210 (1957).

Brambell, F. W. R.: Ovarian changes. In: Marshalls Physiology of reproduction (ed. A. S. Parkes), 4th ed., vol. 1, chap. 5. London: Longmans, Green & Co. 1960.

Brandt, A.: Anatomisches und Allgemeines über die sogenannte Hahnenfedrigkeit und über anderweitige Geschlechtsanomalien bei Vögeln. Z. wiss. Zool. **48**, 100—190 (1889).

Brode, M.: The significance of the asymmetry of the ovaries of the fowl. J. Morph. **46**, 1—41 (1928).

Brooks, W. S., Ungar, F.: Effect of C_{21}-methyl steroids on the musculus complexus and hatching of the chick. Proc. Soc. exp. Biol. (N.Y.) **125**, 488—492 (1967).

Brown, W. O.: Changes in the water-soluble proteins of the avian oviduct in relation to reproduction and folic acid deficiency. In: Horton-Smith, C., and E. C. Amoroso, Physiology of the domestic fowl. Edinburgh-London: Oliver & Boyd 1966.

Bucura, C. (1907): Zit. nach Horstmann/Stegner (1966).

Buddenbrock, W. v.: Vergleichende Physiologie, Bd. IV: Hormone. Basel: Birkhäuser 1950.

Büttner, B. W., Horstmann, E.: Haben die Sphaeridien in den Zellkernen kranker Gewebe eine pathognomonische Bedeutung? Virchows Arch. path. Anat. **343**, 142—163 (1967).

Burns, J. M.: Influence of chicken LH on radioactive P uptake and incorporation into pullet ovarian RNA, DNS, protein, phospholipid and acidsoluble fractions. Comp. Biochem. Physiol. **35**, 867—872 (1970).

Caffier, P.: Über die hormonale Beeinflussung der menschlichen Tubenschleimhaut und ihre therapeutische Ausnutzung. Zbl. Gynäk. **62**, 1024—1033 (1938).

Carsten, P. M. (1967): Zit. nach Merker (1969).

Chiarugi, G.: Ricerche sulla struttura dell' ovaia della lepre (Lepus timidus Linn.) Atti Accad. Fisiocr. Siena **4**, 19—61 (1885).

Chieffi, G., Botte, V.: The distribution of some enzymes involved in the steroidgenesis of the hen's ovary. Experientia (Basel) **21**, 16—17 (1965).

Costa, A. da: Les formations vésiculeuses dans les glandes endocrines. C. R. Ass. anat. (Prague) **23**, 69—75 (1928).

Costa, A. da: Les zones du cortex surrénal des mammifères. C. R. Soc. Biol. (Paris) **143**, 1618—1620 (1942).

Crew, F. A. E.: Studies on intersexuality — II. Sex reserval in the domestic fowl. Proc. roy. Soc. **95**, 256—278 (1923).

Dahl, E.: Studies of the fine structure of ovarian interstitial tissue. 2. The ultrastructure of the thecal gland of the domestic fowl. Z. Zellforsch. **109**, 195—211 (1970a).

Dahl, E.: Studies of the fine structure of ovarian interstitial tissue. 3. The innervation of the thecal gland of the domestic fowl. Z. Zellforsch. **109**, 212—226 (1970b).

Dahl, E.: Studies of the fine structure of ovarian interstitial tissue. 6. Effects of clomiphene on the thecal gland of the domestic fowl. Z. Zellforsch. **109**, 227—244 (1970c).

Dahl, E.: Studies of the fine structure of ovarian interstitial tissue. 1. A comperative study of the fine structure of the ovarian interstitial tissue in the rat and the domestic fowl. J. Anat. (Lond.) **108**, 275—290 (1971a).

Dahl, E.: Studies of the fine structure of ovarian interstitial tissue. 4. Effects of steroids on the thecal gland of the domestic fowl. Z. Zellforsch. **113**, 111—132 (1971b).

Dahl, E.: Studies of the fine structure of ovarian interstitial tissue. 5. Effects of gonadotropins on the thecal gland of the domestic fowl. Z. Zellforsch. **113**, 133—156 (1971c).

Dakin, W. J., Hamilton, M. A.: Notes on a naturally occuring abnormality in the domestic fowl associated with enlarged suprarenal glands. Proc. zool. Soc. Lond. **4**, 993—1004 (1928).

Dantschakoff, V.: Der Aufbau des Geschlechts beim höheren Wirbeltier. Jena: Fischer 1941.

David, H., Nocon, J.: Struktur und quantitatives Verhalten des perimitochondrialen granulären endoplasmatischen Retikulums der Mäuseleber. Z. Zellforsch. **94**, 56—61 (1969).

Davies, J.: The pronephros and the early development of the mesonephros in the duck. J. Anat. (Lond.) **84**, 95—105 (1950).

Davis, D. E.: The regression of the ovian post-ovulatory follicle. Anat. Rec. **82**, 297—308 (1942).

Dawson, A. B., McCabe, M.: The interstitial tissue of the ovary in infantile and juvenile rats. J. Morph. **88**, 543—571 (1951).

Diamantstein, T., Schlüns, J.: Lokalisation und Bedeutung der Karboanhydrase im Uterus von Legehennen. Acta histochem. (Jena) **19**, 296—302 (1964).

Dixon, J. S.: Nuclear bodies in normal and chromatolytic sympathetic neurons. Anat. Rec. **168**, 179—189 (1970).

Dorfman, R. J.: Adrenocortical steroids in humans. Ciba Found. Coll. Endocr. **8** (1955).

Dubreuil, G.: Les glandes endocrines de l'ovaire féminin. Leur variabilité, leurs variations d'après des observations morphologiques personelles. Gynéc. et Obstét. **49**, 137—154 (1950).

Enders, A. C.: Observations of the fine structure of lutein cells. J. Cell Biol. **12**, 101—113 (1962).

Esau, K.: Akzessorische Nebenniere am Samenstrang. Dtsch. Z. Chir. **185**, 417—418 (1924).

Farquhar, M. G., Palade, G. E.: Junctional complexes in various epithelia. J. Cell Biol. **17**, 375—412 (1963).

Fawcett, D. W.: Die Zelle. Atlas der Ultrastructur. München-Berlin-Wien: Urban & Schwarzenberg 1969.

Fawcett, D. W., Porter, K. R.: A study of the fine structure of ciliated epithelia. J. Morph. **94**, 221—281 (1954).

Felix, W.: Zur Entwicklungsgeschichte der Vorniere des Hühnchens. Anat. Anz. **5**, 526—530 (1890).

Felix, W.: Die Entwicklung der Harnorgane. In: Hertwig, O., Handbuch der vergleichenden und experimentellen Entwicklungslehre der Wirbeltiere, Bd. 3/1. Jena: Fischer 1906.

Felix, W.: Die Entwicklung der Harn- und Geschlechtsorgane. In: Keibel-Mall, Handbuch der Entwicklungsgeschichte des Menschen, Bd. 2. Leipzig: S. Hirzel 1911.

Fell, H. B.: Histological studies on the gonads of the fowl. 2. The histogenesis of the so called „luteal" cells in the ovary. J. exp. Biol. **1**, 293—312 (1924).

Feremutsch, K.: Der prägravide Genitaltrakt und die Präimplantation. Rev. suisse zool. **55**, 567—622 (1948).

Feremutsch, K., Strauss, F.: Beitrag zum weiblichen Genitalzyklus der madagassischen Centetinen. Rev. suisse zool. **56**, Suppl. 1, 1—10 (1949).

Ferner, H.: Mikroskopische Anatomie der Nebenniere. In: Alken, C. E., V. W. Dix, W. E. Goodwin, E. Wildbolz, (Hrsg.), Handbuch der Urologie, Bd. 1. Berlin-Heidelberg-New York: Springer 1969.

Firket, J.: Recherches sur l'organogenése des glandes sexuelles des oiseaux. Arch. Biol. (Paris) **29**, 201—351 (1914).

Firket, J.: Recherches sur l'organogenése des glandes sexuelles chez les oiseaux. Arch. Biol. (Paris) **30**, 393—516 (1920).

Fischel, A.: Über die Entwicklung der Keimdrüse des Menschen. Z. Anat. Entwickl.-Gesch. **92**, 34—72 (1930).

Fiske, C. H., Boyden, E. A.: Nitrogen metabolism in the chick embryo. J. biol. Chem. **70**, 535—556 (1926).

Floquet, A., Crignon, G.: Etude histologique du follicule postovulatoire chez la poule. C. R. Soc. Biol. (Paris) **158**, 132—135 (1964).

Foster, M., Balfour, F. M.: The elements of embryology, 2nd edit. London: Macmillan & Co. 1883.

Franchi, L. L.: The structure of the ovary-vertebrates. In: Zuckerman, S. (ed.), The ovary, vol. I. New York-London: Academic Press 1962.

Franchi, L. L., Mandl, A., Zuckerman, S.: The development of the ovary and the process of oogenesis. In: Zuckermann, S. (ed.), The ovary, vol. I. New York-London: Academic Press 1962.

Franqué, O. v.: Über Urnierenreste im Ovarium, zugleich ein Beitrag zur Genese der cystoiden Gebilde in der Umgebung der Tube. Z. Geburtsh. Gynäk. **39**, 499—524 (1898).

Fraps, R. M.: Progesterone in blood plasma of the ovulating hen. Science **108**, 86—87 (1948).

Fraps, R. M.: Twenty four-hour periodicity in the mechanism of pituitary gonadotropin release for follicular maturation and ovulation in the chicken. Endocrinology **77**, 5—18 (1965).

Freytag, U.: Einfluß wechselnder Temperaturen auf das histologische Bild der Nebenniere beim Huhn. Dtsch. tierärztl. Wschr. **71**, 212—216 (1964).

Gardner, G. H., Greene, R. R., Peckham, B. M.: Normal and cystic structures of the broad ligament. Amer. J. Obstet. Gynec. **55**, 917—937 (1948).

Gasser, E.: Über das obere Ende des Wolffschen Ganges und die primäre Urnierenanlage. S.-B. naturforsch. Ges. Marburg 62—65 (1878).

Gatta, R.: Osservazioni microscopiche sull'ilo dell'ovaio nella donna. Monit. zool. ital. **43**, 125 (1932).

Gaunt, R., Eversole, W. J.: Notes on the history of the adrenal cortical problem. Ann. N.Y. Acad. Sci. **50**, 511—521 (1949).

Gaylor, J. W., Tsai, S.: Testicular sterols. II. Conversion of lanosterol to cholesterol and steroid hormones by cellfree praeparations of rat testicular tissue. Biochim. biophys. Acta (Amst.), **84**, 739—748 (1964).

Geller, F. C.: Zellveränderungen im Eierstock der geschlechtsreifen weißen Maus nach Röntgenbestrahlung. Arch. Gynäk. **141**, 61—75 (1930).

Gruenwald, P.: Embryonic and postnatal development of the adrenal cortex, particulary the zona glomerulosa and accessory nodules. Anat. Rec. **95**, 391—421 (1946).

Gruenwand, P.: Development of the excretory system. Ann. N.Y. Acad. Sci. **55**, 142—146 (1952).

Guzal, E.: Histological studies on the mature and postovulation ovarial follicle of fowl. Acta vet. Acad. Sci. hung. **16**, 37—44 (1966).

Hahn, J. D., Neumann, F.: Die Wirkung von Gestagenen auf Funktion und Morphologie des Genitaltraktes bei Schnecken, Käfern und nichtsäugenden Wirbeltieren. In: Junkmann, K. (Hrsg.), Handbuch der experimentellen Pharmakologie, Bd. 22/2, Gestagene. Berlin-Heidelberg-New York: Springer 1969.

Haim, G.: Elektronenmikroskopische Untersuchungen des normalen Epithels der menschlichen Mundschleimhaut. Med. Habil.-Schr. FU Berlin 1962.

Hall, P. F.: The testis. In: Gomes, W. K., and Vandemark, Biochemistry, vol. II. New York-London: Academic Press 1970.

Halland, B. K., Hughes, H.: Response of host embryonic chicks to grafts of additional adrenal glands. II. Ultrastructure of normal and host adrenal glands. Z. Zellforsch. **108**, 1—18 (1970).

Hama, K., Nagata, F.: A stereoskope observation of tracheal epithelium of mouse by means of the high voltage electron microscope. J. Cell Biol. **45**, 654—659 (1970).

Hamilton, H. L.: Lillie's development of the chick. New York: Holt & Co. 1952.

Hanan, E. B.: Absorption of vital dyes by the foetal membranes of the chick. I. Vital staining of the chick embryo by injections of trypan blue into the air chamber. Amer. J. Anat. **38**, 423—450 (1927).

Hanke, W., Bergerhoff, K., Chan, D. K. O.: Histological observations on pituitary ACTH-cells, adrenal cortex, and the corpuscles of stannius of the european eel (Anguilla anguilla L.) Gen. comp. Endocr. **9**, 64—75 (1967).

Hartmann, C., Hamilton, W.: A case of true hermaphroditism in the fowl, with remarks upon secondary sex characters. J. exp. Zool. **36**, 185—204 (1922).

Harz, W.: Beiträge zur Histologie des Ovariums der Säugetiere. Arch. mikr. Anat. **22**, 374—407 (1883).

Hays, J. v.: The development of the adrenal glands of birds. Anat. Rec. **8**, 451—474 (1914).

Heidenhain, M., Werner, F.: Über die Epithelzellen des Corpus epididymis beim Menschen. Z. Anat. Entwickl.-Gesch. **72**, 556—608 (1924).

Hett, J.: Das Corpus luteum der Dohle. Arch. mikr. Anat. **97**, 718—838 (1923).

Hett, J.: Bemerkungen zu der Arbeit von J. Novak und F. Duschak (s. u.), Z. mikr.-anat. Forsch. **1**, 82—84 (1924).

Hett, J.: Ein Beitrag zur Histogenese der menschlichen Nebenniere. Z. mikr.-anat. Forsch. **3**, 179—282 (1925).

Hewitt, W. F.: The essential role of the adrenal cortex in the hypertrophy of the ovotestis following ovariectomy in the hen. Anat. Rec. **98**, 159—180 (1947).

Hirshfield, J. N., Koritz, S. B.: The stimulation of pregnenolon synthesis in the large particles from rat adrenals by some agents which cause mitochondrial swelling. Biochemistry **3**, 1994—1998 (1964).

Hirshfield, J. N., Koritz, S. B.: Pregnenolone synthesis stimulation in the large particles from bovine adrenal cortex and bovine corpus luteum. Endocrinology **78**, 165—168 (1966).

Höhn, E. O., Cheng, S. C.: Gonadal hormones in Wilson's phalarope (steganopus tricolor) and other birds in relation to plumage and sex behavior. Gen. comp. Endocr. **8**, 1—11 (1967).

Holstein, A. F.: Morphologische Studien am Nebenhoden des Menschen. In: Bargmann, W., und W. Doerr (Hrsg.), Zwangslose Abhandlung aus dem Gebiet der normalen und pathologischen Anatomie. Stuttgart: Thieme 1969.

Horstmann, E., Stegner, H. E.: Harn- und Geschlechtsapparat. In: Möllendorff, W. v., Handbuch der mikroskopischen Anatomie des Menschen, Bd. VII/1. Berlin-Heidelberg-New York: Springer 1966.

Hurd, M. C.: Observations on the storage of the trypan blue in the embryo chick. Amer. J. Anat. **42**, 155—179 (1928).

Idelman, S.: Contribution à la cytophysiologie infrastructurale de la cortico-surrénale chez le rat albinos. Ann. Sci. nat. zool. **8**, 205—362 (1966).

Inaba, M.: Notes on the development of the suprarenal bodies in the mouse. J. coll. Sci. Imp. Univ. Japan **4**, 215—257 (1891).

Jägeroos, B. H.: Zur Kenntnis der Veränderungen der Eileiterschleimhaut während der Menstruation. Z. Geburtsh. Gynäk. **72**, 28—40 (1912).

Jailer, J. W.: Virilism. Bull. N.Y. Acad. Med. **29**, 377—394 (1953).

Janŏsík, J.: Bemerkungen über die Entwicklung der Nebenniere. Arch. mikr. Anat. **22**, 738—746 (1883).

Jöchle, W.: Die Anwendung der Gestagene in Veterinärmedizin und Zootechnik. In.: Junkmann, K. (Hrsg.), Handbuch der experimentellen Pharmakologie, Bd. 22/2, Gestagene. Berlin-Heidelberg-New York: Springer 1969.

Kästner, N. W.: Ein Beitrag zur spontanen Maskulinisierung genetisch weiblicher Vögel. Dtsch. tierärztl. Wschr. **66**, 155—159 (1959).

Kahri, A.: Inductive transformation as a basic phenomenon in the genesis of cells of the zona fasciculata and reticularis of the adrenal cortex. Acta anat. (Basel) **71**, 67—78 (1968).

Kahri, A.: ACTH-induced reorganisation of inner mitochondrial membranes in fetal adrenal cortical cells in tissue cultures. Amer. J. Anat. **127**, 103—129 (1970).

Kar, A. B.: The adrenal cortex testicular relations in the fowl: The effect of castration and replacement therapy on the adrenal cortex. Anat. Rec. **99**, 177—197 (1947a).

Kar, A. B.: The hormonal influence in the normal functioning of the uropygial gland in the fowl. Anat. Rec. **99**, 75—89 (1947b).

Karnovsky, M. J.: A formaldehyde-glutaraldehyde fixative of high osmolarity for use in electron microscopy. J. Cell Biol. **27**, 137A—138A (1965).

Keibel, F.: Normentafeln zur Entwicklungsgeschichte der Wirbeltiere, H. 2 (Huhn). Jena: Fischer 1900.

Kern, H., Ferner, H.: Die Feinstruktur des exokrinen Pankreasgewebes vom Menschen. Z. Zellforsch. **113**, 322—343 (1971).

Kingsbury, B. F.: Atresie and the interstitiell cells of the ovary. Amer. J. Anat. **65**, 309—331 (1939).

Kjaerheim, Å.: Studies of adrenocortical ultrastructure. 2. The interrenal cells of the domestic fowl as seen after glutaraldehyd perfusion fixation. Z. Zellforsch. **91**, 429—455 (1968a).

Kjaerheim, Å.: Studies of adrenocortical ultrastructure. 4. Effects of ACTH on interrenal cells of the domestic fowl. J. Microscopie **7**, 715—738 (1968b).

Knouff, R. A., Hartman, F. A.: A microscopic study of the adrenal of the Brown Pelican. Anat. Rec. **109**, 161—189 (1951).

Koch, W.: Untersuchungen über die Entwicklung des Eierstockes der Vögel. I. Die postembryonale Entwicklung der Form und des Aufbaues des Eierstockes beim Haushuhn (Gallus domesticus L.). Z. mikr.-anat. Forsch. (Leipzig) **7**, 1—43 (1926).

Kohn, A.: Über den Bau des embryonalen Pferdeeierstocks. Z. Anat. Entwickl.-Gesch. **79**, 366—390 (1926).

Kohn, A.: Über Leydigsche Zwischenzellen im Hilus des menschlichen Eierstockes (extraglanduläre Zwischenzellen). Endokrinologie **1**, 3—10 (1928).

Kondics, L.: Die Wirkung von ACTH und Prednisolon auf die funktionelle Zonation der Nebennierenrinde bei der Taube (Columba domestica). Acta morph. Acad. Sci. hung. **13**, 233—240 (1965).

Kondics, L., Kjaerheim, Å.: The zonation of interrenal cells in fowls. (An electronmicroscopical study.) Z. Zellforsch. **70**, 81—90 (1966).

Krause, W.: Makroskopische Anatomie der Nieren und der Nebennieren. In: Alken, C. E., Dix, V. W., Goodwin, W. E., und E. Wildbolz (Hrsg.), Handbuch der Urologie, Bd. 1. Berlin-Heidelberg-New York: Springer 1969.

Laguesse, E.: La vesicule close est une formation caracteristique des glandes endocrines en général. Bibliogr. anat. (Basel) **21**, 311—319 (1911).

Lake, P. E.: The male reproductive tract of the fowl. J. Anat. (Lond.) **91**, 116—133 (1957).

Landau, M.: Die Nebenniere. Jena: Fischer 1915.

Landau, R.: Der ovariale und tubale Abschnitt des Genitaltraktus beim nichtgraviden und beim frühgraviden Hemicentetes-Weibchen. Biomorphosis **1**, 228—264 (1938).

Langecker, H., Damrosch, L.: Der Stoffwechsel des Progesterons. In: Junkmann, K. (Hrsg.), Handbuch der experimentellen Pharmakologie, Bd. 22/1, Gestagene. Berlin-Heidelberg-New York: Springer 1968.

Latimer, H. B., Landwer, M. F.: The relative volumes and the arrangement of the cortical and medullary cells of the suprarenal gland of the chicken. Anat. Rec. **29**, 389 (1925).

Layne, D. S., Common, R. H., Maw, W. A., Fraps, R. M.: Presence of progesterone in extracts of ovaries of laying hens. Proc. Soc. exp. Biol. (N.Y.) **94**, 528—529 (1957).

Lillie, F. R.: The development of the chick. New York: Henry Holt & Co. 1927.

Lindner, E.: Die Sacculi mitochondriales der Diskochondrien und Sphaerochondrien in der Nebennierenrinde vom Igel (Erinaceus Europaeus L.). Z. Zellforsch. **72**, 212—235 (1966).

Lisi, L.: Caratteri sessuali dei gangli sympatici perisurrenali degli uccelli. Monit. Zool. ital. **35**, 62—65 (1924).

Luse, S.: Fine structure of adrenal cortex. In: Eisenstein, A. (ed.). The adrenal cortex, sted. 1. London: J. and A. Churchill 1967.

Mathis, J.: Das Epoophoron — ein innersekretorisches Organ. Wien. klin. Wschr. **45**, 1284—1285 (1932).

Matthias, D.: Histomorphologie und Dynamik der Nebenniere des Huhnes bei Geflügelpest sowie beim Kollaps. Arch. exp. Vet.-Med. **11**, 650—680 (1957).

McFarland, W. E.: The vital necessity of adrenal cortical tissue in mammal and the effects of proliferation of cortical cells from dormant coelomic mesothelium. Anat. Rec. **93**, 233—249 (1945).

McGowan, J. P.: On the nature and structure of the suprarenal cortex. Edinb. med. J. **37**, 545—553 (1930).

McGowan, J. P.: Suprarenal virilism in a domestic hen, its possible significance. J. exp. Biol. **13**, 377—409 (1936).

Merker, H. J.: Über das Vorkommen multivesiculärer Einschlußkörper („multivesiculated bodies") im Vaginalepithel der Ratte. Z. Zellforsch. **68**, 618—630 (1965).

Merker, H. J.: Synthese, Wirkung und Abbau der Gestagene im elektronenmikroskopischen Bild. In: Junkmann, K. (Hrsg.), Handbuch der experimentellen Pharmakologie, Bd. 22/2, Gestagene. Berlin-Heidelberg-New York: Springer 1969.

Merker, H. J., Diaz-Encinas, J.: Das elektronenmikroskopische Bild des Ovars juveniler Ratten und Kaninchen nach Stimulierung mit PMS und HCG. Z. Zellforsch. **94**, 605—623 (1969).

Meyer, R.: Zur Bedeutung der accessorischen Nebennieren im Ligamentum latum. Z. Geburtsh. Gynäk. **46**, 109—117 (1901).

Meyer, R.: Die subserösen Epithelknötchen an Tuben, Ligamentum latum, Hoden und Nebenhoden (sog. Keimepithel- oder Nebennierenknötchen). Virchows Arch. path. Anat. **171**, 443—472 (1903).

Meyer, R.: Zur Kenntnis der kranialen und kaudalen Reste des Wolffschen (Gartnerschen) Ganges beim Weibe, mit Bemerkungen über das Rete ovarii, die Hydatiden, Nebentuben und paraurethralen Gänge,Prostata des Weibes. Zbl. Gynäk. **31**, 203—209 (1907).

Migliavacca, A.: Ricerche sul tessuto parasimpatico dell'ovaio umano. Z. Zellforsch. **11**, 746—774 (1930).

Mihalkovics, G. v.: Untersuchungen über die Entwicklung des Harn- und Geschlechtsapparates der Amnioten. Int. Mschr. Anat. Hist. **2**, 41—62 u. 435—485 (1885).

Miller, R. A., Riddle, O.: Stimulation of adrenal cortex of pigeon by anterior pituitary hormones and by their secondary products. Proc. Soc. exp. Biol. (N.Y.) **41**, 518—522 (1939).

Mitrophanow, P.: Beiträge zur Entwicklung der Wasservögel. Z. wiss. Zool. **71**, 189—210 (1902).

Moog, F.: Localizations of alkaline and acid phosphatases in the early embryogenesis of the chick. Biol. Bull. **86**, 51—80 (1944).

Morita, S., Daigo, M., Ogami, E.: Histological and histochemical studies of adrenal cortex of domestic fowls. I. General histological studies of adrenal cortex and its lipids. Jap. J. vet. Sci. **23**, 323—338 (1961).

Müller, J.: Die Nebennieren von Gallus domesticus und Columba livia domestica. Z. mikr.-anat. Forsch. **17**, 303—352 (1929).

Nagai, R., Lindlar, F., Stolpmann, H. J.: Morphologische und chemische Untersuchungen über die Lipoide des hormonal stimulierten Ovars der Ratte. Z. Zellforsch. **79**, 550—561 (1967).

Narbaitz, R., Kolodny, L.: Δ^5-3β hydroxysteroid dehydrogenase in differentiating chick gonads. Z. Zellforsch. **63**, 612—617 (1963).

Narbaitz, R., Sabatini, M. T.: Histochemical demonstration of cholesterol in differentiating chick gonads. Z. Zellforsch. **59**, 1—5 (1963).

Nelson, D. M., Nalbandov, A. V.: Hormone control of ovulation. In: Hortonsmith, H., and E. C. Amorosa (ed.). Edinburgh-London: Oliver & Boyd (1967).

Neumann, F.: Sexualhormone. In: Boylan, J. W., P. Deetjen und K. Kramer (Hrsg.), Physiologie des Menschen, Bd. 9. Berlin-Wien: Urban & Schwarzenberg 1971.

Neumann, H.: Die Hiluszellen des Eierstocks — die „sympathicotropen Zellen" L. Bergers. Virchows Arch. path. Anat. **273**, 511—523 (1929).

Neumann, F., Steinbeck, H., Elger, W.: Experimentelle Forschung Pharma Schering AG, Abteilung Endokrinologie. Symp. dtsch. Ges. Endokrin. **16**, 58—82 (1970).

Nickerson, P., Skelton, F. R., Molteni, A.: Observation of filaments in the adrenal of androgen-treated rats. J. Cell Biol. **47**, 277—280 (1970).

Novak, J.: Der heutige Stand der Zwischenzellfrage. Ber. Gynäk. **17**, 769—832 (1930).

Nussbaum, M.: Zur Differenzierung des Geschlechts im Tierreich. Arch. mikr. Anat. **18**, 1—122 (1880).

Nussdorfer, G. G., Mazzocchi, G.: Correlated morphometric and autoradiographic studies of the effects of corticosterone on adrenocortical cells of intact and hypophysectomized ACTH-treated rats. Z. Zellforsch. **111**, 90—109 (1970).

Oades, J. M., Brown, W. O.: A study of the water-soluble oviduct proteins of the laying hen and the female chick treated with gonadal hormones. Comp. Biochem. Physiol. **14**, 475—489 (1965).

Olivereau, M.: Action de la métopirone chez l'Anguille normale et hypophysectomisée, en paticulier sur le système hypophyso-corticosurrenalien. Gen. comp. Endocr. **5**, 109—128 (1965).

Oppel, A.: Vergleichung des Entwicklungsgrades der Organe. Jena: Fischer 1891.

Pagel, W.: Mißbildungen der Nebennieren. In: Schwalbe, E., und G. G. Ruber (Hrsg.), Die Morphologie der Mißbildungen des Menschen und der Tiere, Teil 3, 14. Liefg, 3. Abt., Kap. 6. Jena: Fischer 1929.

Patten, B. M.: Foundations of embryology. New York-San Francisco-London-Toronto: McGraw-Hill 1964.

Pearl, R., Curtis, G. (1909): Zit. nach Boring/Pearl 1918.

Pehlemann, F. W.: Die amitotische Zellteilung. Eine elektronenmikroskopische Untersuchung der Interrenalzellen von Rana temporaria L. Z. Zellforsch. **84**, 516—548 (1968).

Pezard, A., Caridroit, F.: Interpénétration surrenalotesticulaire chez des coqs castrés incomplétement. C.R. Acad. Sci. (Paris) **175**, 784—787 (1922).

Picheral, B.: Les tissus élaborateure d'hormones steroides chez les amphibiens urodeles. Z. Zellforsch. **107**, 68—86 (1970).

Pick, L.: Die Marchandschen Nebennieren und ihre Neoplasmen nebst Untersuchungen über glykogenreiche Eierstocksgeschwülste. Arch. Gynäk. **44**, 670—838 (1901).

Pick, L. (1926): Zit. nach Bachmann (1954).

Politzer, G.: Die Keimbahn des Menschen. Z. Anat. Entwickl.-Gesch. **100**, 331—361 (1933).

Poll, H.: Die Entwicklung der Nebennierensystheme. In: Hertwigs Handbuch der Entwicklungsgeschichte der Wirbeltiere, Bd. 3/1. Jena: Fischer 1906.

Porter, K., Bonneville, M. A.: Einführung in die Feinstruktur von Zellen und Geweben. Berlin-Heidelberg-New York: Springer 1965.

Rabl, H.: Die Entwicklung und Struktur der Nebenniere bei den Vögeln. Arch. mikr. Anat. **38**, 492—523 (1891).

Reynolds, E. S.: The use of lead citrate at high pH as an electronopaque stain in electron microscopy. J. Cell Biol. **17**, 208—212 (1963).

Reynolds, J. W.: Studies of the metabolism and excretion of 16α OH-Δ^5 3β-OH steroids in newborn infants. J. clin. Endocr. **26**, 1251—1257 (1966).

Ribbert, H. (1904): Zit. nach Bachmann (1957).

Richardson, G. S.: Ovarian physiology. New Engl. J. Med. **274**, 1008—1015 (1966).

Riddle, O.: Suprarenal hypertrophy coincident with ovulation. Amer. J. Physiol. **66**, 322—339 (1923).

Romanoff, A.: The avian embryo. New York: Macmillan Co. 1962.

Romeis, B.: Geschlechtszellen oder Zwischenzellen? Kritisches Referat über die Ergebnisse der einschlägigen Arbeiten des letzten Jahres. Klin. Wschr. **1**, 960, 1005—1010, 1064—1067 (1922).

Romeis, B.: Mikroskopische Technik. München-Wien: Oldenbourg 1968.

Rotter, W.: Das Wachstum der foetalen und kindlichen Nebennierenrinde. Z. Zellforsch. **34**, 547—561 (1949).

Russo, J.: Combined effect of tripanol and human chorionic gonadotropin on the ultrastructure of the adult leydig cell. Z. Zellforsch. **113**, 249—258 (1971).

Ryan, K. J., Smith, O. W.: Biogenesis of estrogens by the human ovary. J. biol. Chem. **236**, 705—709 (1961).

Ryan, K. J., Smith, O. W.: Biogenesis of steroid hormones in the human ovary. Recent Progr. Hormone Res. **21**, 367—409 (1965).

Sabatini, D. D., De Robertis, E. D. P., Bleichmar, H. B.: Submicroscopic study of the pituitary action on the adrenocortex of the rat. Endocrinology **70**, 390—406 (1962).

Salazar, A. L.: Notes de laboratoire. II. Sur l'origine du tissu interstitiel de l'ovaire. Fol. anat. Univ. Conimbr. 7, 14—17 (1932).

Samuels, L. T.: Metabolism of steroid hormones. In: Greenberg, D. M. (ed.), Metabolic pathways, 2. ed., vol. 1. New York and London: Academic Press 1960.

Sauer, F. C., Latimer, H. B.: Sex differences in the proportion of the cortex and the medulla in the chicken suprarenal. Anat. Rec. 50, 289—298 (1931).

Schaffer, J.: Lehrbuch der Histologie und Histogenese. Berlin-Wien: Urban & Schwarzenberg 1933.

Schieferdecker, P. (1917): Zit. nach Horstmann/Stegner (1966).

Schleifer, D.: Histologische Untersuchungen über die Sekretionsleistung einzelner Nierentubuli nach mechanischer Abtrennung von ihren Glomeruli. Z. Zellforsch. 57, 597—604 (1962).

Schmidt, W.: Licht- und elektronenmikroskopische Untersuchungen über die intrazelluläre Verabreichung von Vitalfarbstoffen. Z. Zellforsch. 58, 573—637 (1962).

Schmidt, W.: Submikroskopische Befunde an den Zwischenzellen des Rattenovariums nach Oestrogenvorbehandlung und folgender Gonadotropinstimulierung. Z. mikr.-anat. Forsch. 81, 185—208 (1969).

Schröder, R.: Weibliche Genitalorgane. In: Möllendorff, W. v., Handbuch der mikroskopischen Anatomie des Menschen, Bd. 7/1, S. 329. Berlin: Springer 1930.

Schultka, R., Scharf, J. H.: Sekretionszyklus der Tubenepithelzelle in Abhängigkeit vom ovariellen Zyklus. Zbl. Gynäk. 85, 1601—1606 (1963).

Sedgwick, A.: On the early development of the anterior part of the Wolffian duct and body in the chick, together with some remarks on the excretory system of the vertebrata. Quart. J. micr. Sci. 21, 432—468 (1881).

Sedgwick, A.: Development of the kidney in its relation to the Wolffian body in the chick. Quart. J. micr. Sci. 20, 146—166 (1880).

Seiferle, E.: Die sogenannten interstitiellen Zellen des Eierstockes und ihre Beziehungen zum Stroma und Ovarialzyklus, im besonderen beim Schwein. Z. Zellforsch. 25, 421—475 (1937).

Shattock, S. G., Seligmann, C. G.: An example of true hermaphroditism in the domestic fowl, with remarks on the phenomenon of allopterotism. Trans. path. Soc. Lond. 57, 69—109 (1906).

Sheridan, M. N.: Fine structure of the interrenal cell of the garten snake (Thamnophis sirtalis). Anat. Rec. 145, 285 (1963).

Sick, K.: Flimmerepithelcysten in der Nebennierenkapsel und in einer Beckenlymphdrüse. Virchows Arch. path. Anat. 172, 468—471 (1903).

Simone-Santoro de, J.: Ultrastructure of chick embryo ovary during differentation and organogenesis. J. Microscopie 8, 739—752 (1969).

Smail, I. R.: A possible role of the musculus complexus in pipping the chicken egg. Amer. Midland Naturalist 72, 499—506 (1964).

Stampfli, H. R.: Histologische Studien am Mesonephros der Vögel und über seinen Umbau zu Nebenhoden und Nebenovar. Rev. suisse zool. 57, 237—316 (1950).

Stanley, A. J., Witschi, E.: Germ cell migration in relation to asymmetry in the sex glands of hawks. Anat. Rec. 76, 329—342 (1940).

Starck, D.: Embryologie. Stuttgart: Thieme 1965.

Staudinger, H. J., Stoeck, G.: Stoffwechsel des Cholesterins und der Steroidhormone. In: Laschentrager, B. F. und E. Lehnartz (Hrsg.), Physiologische Chemie, II. Der Stoffwechsel. Berlin-Göttingen-Heidelberg: Springer 1954.

Steckhahn, H.: Die Nebenniere im Geschlechtszyklus der Taube. Endokrinologie 23, 383—393 (1941).

Stegner, H. E.: Das Epithel der Tuba uterina des Neugeborenen. Elektronenmikroskopische Befunde. Z. Zellforsch. 55, 247—262 (1961).

Stieve, H.: Harn- und Geschlechtsapparat. 2. Teil. Männliche Genitalorgane. In: Möllendorff, W. v., Handbuch der mikroskopischen Anatomie des Menschen. Berlin: Springer 1930a.

Stieve, H.: Beobachtungen an menschlichen Eierstöcken. Z. mikr.-anat. Forsch. 22, 591—659 (1930b).

Stieve, H.: Die Nebennierenrinde des Menschen, ihre Geschlechtsunterschiede und Altersveränderungen, ihr Verhalten bei Störungen der Keimdrüsentätigkeit und bei paradoxer Fettsucht. Forsch. Fortschr. dtsch. Wiss. **21/23**, 154—158 (1947).

Strauss, F., Bracher, F.: Das Epoophoron des Goldhamsters. Rev. suisse zool. **61**, 494—503 (1954).

Straznicky, K., Hajós, F., Bohus, B.: Relationship between the ultrastructure and cortical activity of the embryonic adrenal gland in the chicken. Acta biol. Acad. Sci. hung. **16**(3), 261—274 (1966).

Sturkie, P. D.: Avian physiology. New York: Cornwell University Press 1965.

Testa, M.: Su una delle probabili funzioni biologiche del liquor folliculi e della secrezione luteinica. Arch. Ostet. Ginec. **36**, 671—682 (1929).

Tichomiroff, A.: Androgynie bei den Vögeln. Proc. nat. Hist. Soc. Moscow **52**, 105—112 (1887).

Tiedemann, K.: Die Ultrastruktur des Epithels des Wolffschen Ganges und des Ductus deferens beim Schafembryo. Z. Zellforsch. **113**, 230—248 (1971).

Tienhoven, A. van: Endocrinology of reproduction in birds. In: Young, W. C. (ed.), Sex and internal secretions, vol. II. Baltimore: Williams & Wilkins 1961.

Tillier, R., Lebon-Testoud, R., Franceries, J.: Présence de tissu surrénal au contact du cordon spermatique chez un enfant. Bull. Soc. anat. Paris **25**, 44—45 (1925).

Tonutti, E.: Hormonal gesteuerte Transformationsfelder in der Nebenniere? Z. mikr.-anat. Forsch. **50**, 495—501 (1941).

Tonutti, E.: Die X-Zonen-Erscheinung der Nebenniere als regressive Transformation des Rindenorgans. Widerlegung ihrer androgenen Bedeutung. Z. Zellforsch. **33**, 336—357 (1945).

Unsicker, K.: Über den Feinbau der Hiluszwischenzellen im Ovar des Schweins (Sus scrofa L.). Z. Zellforsch. **109**, 495—516 (1970).

Unsicker, K.: Über den Feinbau von Marksträngen und Markschläuchen im Ovar juveniler und geschlechtsreifer Schweine (Sus scrofa L.). Z. Zellforsch. **114**, 344—364 (1971).

Waldeyer, W.: Eierstock und Ei. Leipzig: Engelmann 1870.

Wallart, J.: Contribution à l'etude du rete ovarii. Arch. Biol. (Paris) **40**, 1—17 (1930).

Wallart, J.: Weiterer Beitrag zur Frage des paraganglionären Gewebes im Eierstock. Arch. Gynäk. **154**, 205—214 (1933).

Wallart, J.: Sur l'innervation de l'epoophoron. Arch. biol. (Liège) **47**, 87—90 (1936).

Wattenberg, L. W.: Microscopic histochemical demonstration of steroid-3β-ol dehydrogenase in tissue sections. J. Histochem. Cytochem. **6**, 225—232 (1958).

Watzka, M.: Harn- und Geschlechtsapparat, weibliche Genitalorgane: Das Ovarium. In: Möllendorff, W. v., Handbuch der mikroskopischen Anatomie, Bd. 7/3. Berlin-Göttingen-Heidelberg: Springer 1957.

Watzka, M., Eschler, J.: Extraglanduläre Zwischenzellen im Eierstockshilus des Schweines. Z. mikr.-anat. Forsch. **34**, 238—248 (1933).

Weiler (1885): Zit. nach Bachmann 1954.

Wendler, D.: Der histochemische Aktivitätswandel des proximalen Urnierennephrons während der Entwicklung des Hühnchens. Z. Anat. Entwickl.-Gesch. **124**, 478—503 (1965).

Wenzel, G.: Zur Gelbkörperfrage des Haushuhnes. Vet. med. Diss. FU Berlin 1959.

Westman, A. E.: Studies of the function of the mucous membrane of the uterine tube. Ref. Berl. Geburtsh. ges. Gynäk. **19**, 303—304 (1931).

Wichmann, S. E.: Das Epoophoron, seine Anatomie und Entwicklung beim Menschen von der Embryonalzeit bis ins Greisenalter. Ann. Acad. Sci. fenn. A9, **3**, 1—224 (1916).

Wieser, C.: Über das Vorkommen von „Hiluszellen" in den Keimdrüsen von Säugetieren. Endokrinologie **13**, 79—82 (1933).

Willier, B. H.: A study of the origin and differentiation of the suprarenal gland in the chick embryo by chorio-atlantoic grafting. Physiol. Zool. **3**, 201—225 (1930).

Winniwarter, H. de: Cellules sympathicotropes, cellules phéochromes et cellules interstitielles. Réponse à L. Berger. Bull. histol. appl. **9**, 267—270 (1932).

Witschi, E.: Embryogenesis of the adrenal and the reproductive glands. Recent Progr. Hormone Res. **6**, 1—27 (1951).

Witschi, E.: Development of vertebrates. Philadelphia: W. B. Saunders Co. 1956.

Wohlfahrt-Bottermann, K. E.: Morphologische Aspekte der Mitochondrien-Vermehrung. In: Sitte, P., (Hrsg.), Funktionelle und morphologische Organisation der Zelle. Probleme der biologischen Reduplikation. Berlin-Heidelberg-New York: Springer 1966.

Wrobel, K.-H., Fahning, M. L., Frommes, S. P.: Sekretionsmodus der Zilienzellen im Epithel der Cervix uteri des Rindes. Verh. anat. Gesch. **126**, 305—309 (1970).

Wyburn, G. M., Johnston, H. S., Aitken, R. N. C.: Fate of the granulosa cells in the hen's follicle. Z. Zellforsch. **72**, 53—65 (1966).

Yamanda, A. E., Ishikawa, T. M.: The fine structure of the corpus luteum in the mouse ovary as revealed by electronmicroscopy. Kyushu J. med. Sci. **11**, 235—239 (1960).

Yocom, H. B.: Luteal cells in the gonad of the phalarope. Biol. Bull (Wood's Hole) **46**, 101—105 (1924).

Zaletajeva, T. A.: Regeneration of some ultrastructures of the liver cells after a prolonged starvation. Cytologia **6**, 343—345 (1964).

Zander, J.: Nachweis von Progesteron und 17 α Hydroxyprogesteron in hyperplastischen Nebennieren bei andrenogenitalem Syndrom. Klin. Wschr. **38**, 5—11 (1960).

Zelander, T.: Ultrastructure of the mouse adrenal cortex. An electron microscopical study in intact and hydrocortison-treated male adults. J. Ultrastruct. Res., Suppl. **2**, 1—111 (1959).

Zelander, T.: Differentiation of mitochondria in the juvenil adrenal cortex of the mouse. In: Electron microscopy 1964, 3rd Europ. reg. Conf. Electr. micr. Czechoslovak Acad. Sci., vol. B, p. 489 (1964).

Zwemer, R. L., Wotton, R. M., Norkus, M. G.: A study of corticoadrenal cells. Anat. Rec. **72**, 249—263 (1938).

Sachverzeichnis